Astrid Krüger

Panik – Chance für einen Neubeginn?

Erklärungen zur Umschlagzeichnung:
Panik führt zur scheinbaren Aussichtslosigkeit.
Man muß sich nur abwenden und eine andere
Perspektive ansehen. Es gibt ja nicht nur Fenster,
die uns was sehen lassen, sondern auch Türen,
die uns auf den Weg bringen. Nur sind die oftmals
ziemlich klein.
Uschi Broichhagen, 2001

Astrid Krüger

Panik – Chance für einen Neubeginn?

© 2001 Astrid Krüger - Neuauflage
Alle Rechte liegen bei der Autorin
Umschlaggestaltung: Bernd Tillenburg
Umschlagzeichnung: Uschi Broichhagen
Herstellung: Books on Demand GmbH
Printed in Germany
ISBN 3-8311-3267-4

Dank allen,
die meinen langen Weg
bis hierhin begleitet haben.

Vorwort

Bedrängend ist die Vorstellung, daß Millionen Menschen unter Panikattacken leiden, zumal wenn man weiß, welche Belastungen und Einschränkungen für den einzelnen damit verbunden sind.

Der Beginn eines solchen Leidenswegs ist immer recht ähnlich. In einer ganz gewöhnlichen Alltagssituation – meist außerhalb des Hauses, zum Beispiel beim Einkaufen, an der Arbeitsstätte, in der Straßenbahn – ist eine sich schnell steigernde Unruhe zu spüren, die einhergeht mit körperlichen Veränderungen wie Herzklopfen, Schwitzen, Zittern und/oder Schwindelgefühlen, und zwar so deutlich, daß der Betroffene denkt, er bekomme einen Herzanfall, kippe gleich um, sterbe.

Die Verunsicherung durch dieses körperliche Geschehen ist besonders groß, weil der Betroffene keinen Zusammenhang zu einem äußeren Ereignis erkennen kann. Wenn er zum Beispiel gerade durch Unachtsamkeit fast überfahren worden wäre, gäbe es eine Erklärung für die körperliche Reaktion, aber so...

Die daraufhin angestrengten ärztlichen Untersuchungen bleiben fast immer ohne körperlichen Befund. Erfreulich, könnte man meinen, ist man normalerweise doch froh, körperlich gesund zu sein. Nicht in diesem Zusammenhang.

Die Feststellung eines körperlichen Befundes würde dem Betroffenen zumindest eine Erklärung für das bieten, was er erlebt hat, und damit auch eine Richtung für das weitere medizinische Vorgehen aufzeigen. Nicht zu wissen, wie die Symptome zu erklären sind (und das oft nach Konsultation mehrerer Ärzte), sie andererseits aber so deutlich erlebt zu haben, macht aus der Ungewißheit eine massive Bedrohung. Die Folge ist ein ganz genaues Achten, Sich-Beobachten, ob und wann „es" wohl wieder auftritt.

Und damit ist ein entscheidender und fataler Schritt getan hin zum Erleben genau der befürchteten Situation, dem Erleben der beeinträchtigenden körperlichen Empfindungen, Gefühle und Gedanken. Indem man bestimmte körperliche Empfindungen erwartet bzw. auf sie achtet, auch wenn sie erst nicht so deutlich sind, erlebt man sie intensiver.

Wenn Sie, lieber Leser, diese Zeilen lesen, dann haben Sie vermutlich nicht auf den Druck der Unterlage geachtet, auf der Sie sitzen oder liegen – aber Sie können ihn jetzt spüren, deutlicher als zuvor, allein durch die Tatsache, daß Sie Ihre Aufmerksamkeit auf diese Wahrnehmung gelenkt haben.

Würden Sie nun denken, daß dieses Spüren der Unterlage ein Zeichen für eine schwere Krankheit ist, wäre die Folge sicherlich, öfter darauf zu achten, ob Sie es wieder spüren – und es genau dadurch auch wieder deutlicher empfinden.

Erlebt der Panik-Klient zum Beispiel kleine Veränderungen des Kreislaufs (Herzklopfen, erhöhter bzw. erniedrigter Blutdruck), dann nimmt er es überdeutlich wahr, bedingt durch die Aufmerksamkeitshaltung und die Befürchtung („jetzt geht es wieder los") verstärkt sich das körperliche Geschehen, was wiederum zu noch katastrophaleren Gedanken führt („ich sterbe gleich, keiner hilft mir" o.ä.) – und das steigert nochmals die körperlichen Symptome.

Im Grunde sind es ganz natürliche Mechanismen, die zu diesem Teufelskreis führen. Körperlich ist der Mensch immer noch ein Steinzeitmensch, der darauf programmiert ist, bedrohlichen Situationen mit Flucht oder Kampf zu begegnen. Der Körper wird dabei zu größtmöglicher Leistungsbereitschaft getrieben...

Dazu gehören zum Beispiel die Aktivierung des Kreislaufs und die vorbeugende Kühlung durch Schwitzen – genau das, was in der Panik-Situation so bedrohlich erlebt und durch entsprechende „Katastrophen-Gedanken" gesteigert wird!

Eine weitere massive Einschränkung der Lebensqualität entsteht dadurch, daß der Betroffene beginnt, Situationen (zum Beispiel Straßenbahn, Supermarkt, Auto) zu meiden, in denen er solche Panikattacken erlebt hat bzw. befürchtet. Das weitet sich immer mehr aus und kann soweit gehen, daß die Person schließlich überhaupt nicht mehr die Wohnung verläßt oder aber nur in Begleitung anderer.

Der beschriebene Teufelskreis, der zu dem Erleben solch massiver Körperreaktionen und Katastrophen-Gedanken (bis hin zur Todesfurcht) führt, ist selbstverständlich nur ein Teil dessen, was bei manchen Menschen dieses Panik-Geschehen hervorrufen kann.

Häufig ist bei solchen Personen festzustellen, daß ihnen in der Kindheit ein Bild der Welt vermittelt wurde, das vor allem gekennzeichnet ist durch Bedrohung, Angst und Obachtgeben. In Hinweisen der Eltern wurde vorrangig darauf verwiesen, was alles gefährlich ist und worauf man achten muß; somit wurde eine Art „Angst-Grundhaltung" erzeugt. Des weiteren treten die Panikattacken nahezu immer in Lebensphasen auf, in denen bisherige Lebensweisen abgelöst wurden durch neue Formen, die weitaus weniger den Bedürfnissen der entsprechenden Person gerecht werden (zum Beispiel eine Frau mit früher vielen sozialen Kontakten und einem erlebnisreichen Leben, die sich nach der Hochzeit als Haufrau zurückzieht in das isolierte Leben einer Einfamilienhaus-Siedlung).

Das auf sich selbst zurückgeworfene Dasein ist generell eine bedeutsame Rahmenbedingung, die das Panikgeschehen fördert. Wie bei dem oben dargestellten körperlichen Geschehen ist die Aufmerksamkeit der Panik-Klienten zunehmend mehr auf die eigene Person zentriert, so daß immer umfassender das verlorengeht, was notwendig ist, um einem Menschen Halt und Stabilität zu geben – das Eingebundensein in Bezügen zu anderen Menschen, zu sinnvollen interessanten Aufgaben, zu einem insgesamt lebendigen Leben. Wobei hier von vorrangiger Bedeutung ist, daß die betroffene Person das so wahrnimmt und erlebt.

Hier liegt ein wesentlicher Ansatzpunkt von Psychotherapie: den Klienten zu unterstützen, seine Aufmerksamkeit weg von der eigenen Person auf äußere Ereignisse zu lenken, sei es, daß zum Beispiel alte Hobbies wieder interessant werden können, neue als interessant bzw. sinnvoll erlebte Aufgabenstellungen gefunden und/oder Kontakte zu anderen Menschen geknüpft werden und damit generell wieder einen Halt in seinem Leben aufzubauen.

Des weiteren ist es therapeutisch sinnvoll, die oben dargestellte entstandene überdauernde Anspannung therapeutisch anzugehen.

Erfahrungsgemäß bieten hypnotisch erzeugte Entspannung und das Vermitteln von Selbsthypnose gute Möglichkeiten einer grundlegenden Spannungsreduktion.

In der Trance-Arbeit wird darüberhinaus der Zugang des Klienten zu für ihn bedeutsamen Erlebnisinhalten ermöglicht und hierdurch inzwischen „verschüttete" bzw. neue Lebensbereiche entdeckt, die mit dazu beitragen, wieder ein lebendiges Leben zu führen.

Frau Krüger gibt mit ihrem Buch auf beeindruckende Weise Einblick in diese für sie so belastende und durch massive Einschränkungen gekennzeichnete Lebensphase. Damit stellt sie beispielhaft den Leidensweg vieler Menschen dar, die von Panikattacken betroffen sind. Für jemand aktuell oder ehemalig Betroffenen bietet das Buch sicherlich viel Vertrautes und Bekanntes. Anderen Lesern mag es verdeutlichen, in welcher inneren Logik und vor allem welchem Leid ein Panik-Klient gefangen ist.

Für Menschen, die derlei Erfahrungen nicht gemacht haben, ist es kaum nachvollziehbar, was Menschen mit Panikstörung erleiden.

Und so wünsche ich dem Buch, daß es zu mehr Verständnis für Menschen führt, die eine derart die Lebensqualität beeinträchtigende Störung erleben.

Und vielleicht kann es Betroffenen Mut und Hoffnung vermitteln, indem es aufzeigt, wie die Autorin – allein und mit Unterstützung – sich ein lebenswertes Leben zurückerobert hat.

Hartmud Brinkhaus, Dipl.-Psych.
Institut für Hypnotherapie, Düsseldorf

Einleitung

Vor fast sechs Jahren veränderte sich mein Leben mit einem Schlag. In der Zeit vom 7. bis 15. Dezember 1988 bekam ich die ersten drei von ungezählten Panikanfällen, die noch folgen sollten. Durch diese Erkrankung verlor ich nicht nur meine Arbeitsstelle und damit meine finanzielle Sicherheit, sondern auch meine persönliche Freiheit. Auch wenn ich heute noch daran arbeite, wieder völlig zu gesunden, wird nichts wieder so sein, wie es einmal war. Ich möchte jedoch den Kampf nicht aufgeben, um in ein „normales" Leben zurückzufinden, in dem allerdings viele Dinge einen anderen Stellenwert erhalten werden.

Astrid Krüger

1. Unverhofft kommt oft

Mittwoch, 7. Dezember 1988

Eigentlich ein ganz normaler Tag. Alles ist wie immer. Zu diesem Zeitpunkt bin ich 28 Jahre alt und arbeite in einer großen Firma in der Nähe des Köln-Bonner Flughafens. Dort bin ich angestellt als Projektsekretärin im Bereich Einkauf. Meine Aufgabe ist die Koordination von Lieferanten und diversen Auslandsabteilungen. Nach Abitur und einer kaufmännischen Ausbildung glaube ich hier meinen Traumjob gefunden zu haben, vor allen Dingen, da mein Chef mir einen längeren Auslandsaufenthalt in Aussicht gestellt hat. Mein größter Wunsch könnte damit in Erfüllung gehen.

Mit meiner Kollegin Ursula habe ich mich ein wenig angefreundet, und wann immer es uns möglich ist, verbringen wir unsere Mittagspause gemeinsam. Auch heute ist das nicht anders. Es ist Punkt zwölf Uhr, als wir unsere Büros verlassen und uns auf den Weg in die Kantine machen. Es gibt Grünkohl mit Mettwurst, ich erinnere mich genau daran, eines der wenigen Gerichte, die ich als Spezialität des Hauses bezeichnen möchte und die bei allen Mitarbeitern sehr beliebt ist.

Nachdem wir das übliche Anstellen hinter uns haben, suchen wir uns einen Platz. Ich habe gerade die ersten Bissen verspeist, da ist *es* da. Plötzlich ist mir, als ob ein kleines grünes Männchen neben mir auf dem Boden sitzt und mich mit Gewalt von meinem Stuhl zerren will. Ich bekomme Herzklopfen, Schweißausbrüche, einen unwahrscheinlichen Schwindelanfall und begreife nicht, was mit mir los ist. Aus meiner Erinnerung heraus möchte ich behaupten, daß ich geradezu schräg auf meinem Stuhl hing, denn *es* zieht mich mit unwahrscheinlicher Gewalt nach rechts weg. Kurz bevor ich das Gefühl habe, endgültig zu Boden zu stürzen, hört *es* genauso plötzlich auf, wie *es* begann und ich kann mich wieder in die Senkrechte retten. Danach kann ich nur noch fluchtartig den Raum verlassen und mich an der frischen Luft in Sicherheit bringen. Mein Tablett mit dem Essen, auf das ich mich so gefreut hatte, bleibt auf dem Tisch zurück. Meine Kollegin starrt mir fassungslos hinterher.

Draußen fühle ich mich etwas wohler. Ein komisches Gefühl, das ich nicht näher definieren kann, bleibt dennnoch zurück. Irgendwie bin ich noch immer reichlich unsicher auf den Beinen und fühle mich sehr schwach. Ich marschiere unruhig einen Weg auf und ab. Es will mir einfach nicht in den Kopf, was das gewesen sein soll. Ein Kollege ruft mir aus einem Fenster zu: „Was ist denn los?" Und ich antworte ihm: „Ach, ich habe wohl Probleme mit dem Kreislauf." Was denn sonst. Schließlich kann ich mir selbst nicht erklären, was es ist. Auch wenn ich zu einem zu niedrigen Blutdruck tendiere, ist mir so etwas noch nie passiert. Einen leichten Schwindel verspüre ich gelegentlich, wenn ich zu schnell aufstehe, aber hier habe ich immerhin ruhig an meinem Platz gesessen. Ob es am Wetter liegt? Eigentlich ist es viel zu warm für Dezember. Aber so plötzlich? Kurz davor war noch alles in Ordnung.

Dort auf dem Hof bleibe ich eine ganze Weile. Ich denke, wenn du jetzt wieder reingehst, kommt *es* wieder. Warum ich dieser Ansicht bin, weiß ich nicht, aber ich bin felsenfest davon überzeugt. Irgendwann, Ursula kommt schon, um sich nach mir zu erkundigen, traue ich mich doch wieder rein. Eigentlich bin ich jetzt wieder gut dabei, aber ein unbehagliches Gefühl bleibt dennoch zurück. Eine unerklärliche Unruhe erfüllt mich immer noch. Als diese auch weiterhin anhält, entschließe ich mich, an diesem Tag relativ früh nach Hause zu fahren, und hoffe, daß ich mich dann endgültig besser fühle.

Samstag, 10. Dezember 1988

Bis zu diesem Tag hat sich nichts mehr ereignet. Zwar war ich Donnerstag und Freitag etwas unsicher beim Betreten der Kantine, aber passiert ist glücklicherweise nichts mehr. Irgendwie bringe ich dieses Erlebnis in einen direkten Zusammenhang mit meinem Aufenthalt im Speisesaal, weshalb, ist mir unverständlich.

Meine Kollegin kann die Mittagspausen leider nicht mit mir verbringen, so daß ich allein essen gehen muß. Ich lege großen Wert darauf, mich an einen Tisch mit Leuten zu setzen, die ich kenne. In der Kantine möchte ich lieber nicht allein sein, warum nur? Grundsätzlich habe ich nichts dagegen, für mich zu sein, abseits vom Büroalltag und dem damit nicht immer zu vermeidenden Streß. Plötzlich sehne ich mich jedoch regelrecht nach Gesellschaft. Hier fühle ich mich sicherer.

An einem Mittag nötige ich eine Auszubildende sogar regelrecht, bei mir zu bleiben, bis ich mit dem Essen fertig bin. Ich ernte einen höchst erstaunten Blick von ihr. Was sie denkt, ist mir jedoch egal, Hauptsache, sie läßt sich darauf ein. Sowohl Donnerstag als auch Freitag schlinge ich das Essen förmlich in mich hinein. Hier will ich keine Minute länger als nötig verbringen. Viel zu früh bin ich jeweils an meinem Arbeitsplatz zurück. Komisch, normalerweise ist es genau anders. Ich versuche die Mittagspause bis zur letzten Sekunde auszunutzen und jetzt das.

Zwar habe ich zusammen mit meinen Kollegen ein bißchen spekuliert, was das wohl gewesen sein mag, das Ergebnis ist aber gleich Null. Wir haben keine Erklärung gefunden, außer daß es vielleicht wirklich eine kleine Kreislaufschwäche war.

Für heute habe ich Karten für den Moskauer Staatszirkus. Er gastiert in der Düsseldorfer Philipshalle, und ich habe mich entschlossen, ihn zusammen mit Frau Bach, einer ehemaligen Kollegin, aufzusuchen. Uns verbindet eine gemeinsame Reise in die UdSSR, und so wollen wir noch einmal Erinnerungen an diese schöne Zeit auffrischen. Ich habe sogar ganz tolle Karten, Logenplatz erste Reihe, bekommen, darauf bin ich sehr stolz.

Nachmittags besuche ich Frau Bach zu Hause, abends fahren wir gemeinsam in die Philipshalle. Als ich den Vorraum betrete, ist mir wieder komisch zumute. Ich komme rein, sehe die Leute um mich herum und fühle mich irgendwie unwohl. So etwas ist mir noch nie passiert, da ich auch größere Menschenansammlungen nicht zu meiden brauche. Jetzt irritiert mich jegliche Bewegung in meiner näheren, aber auch weiteren Umgebung, das Licht, das Stimmengewirr, das mich umgibt.

Wieder breitet sich eine unerklärliche Unruhe in mir aus. Innerlich werde ich sehr nervös und kann dem Gespräch mit Frau Bach kaum noch folgen. Momentan ist irgendwie alles anders. Dieses Empfinden bleibt mir die ganze Zeit über erhalten, die wir im Vorraum verbringen. Erst als wir den Zuschauerraum betreten und das Licht gelöscht wird, kann ich mich entspannen. Jetzt fühle ich mich fast wie immer und genieße die Vorführung sehr.

Als die Pause beginnt und die Leute sich von ihren Plätzen erheben, kommt *es* wieder, so daß ich mit dem Hinweis auf die sehr schlechte Luft die ganze Zeit an der Tür stehe und das an einem kühlen Abend im Dezember! Meiner Ex-Kollegin zu erklären, was ich habe und wie ich mich fühle - nein, ich unterlasse es lieber. Wie soll sie es verstehen, wenn ich es selbst nicht begreifen kann. Statt dessen stehe ich die ganze Zeit unter einer inneren Anspannung, die sich erst löst, als ich mich im Auto auf den Heimweg begebe. Jetzt ist alles wieder in Ordnung.

Montag, 12. Dezember 1988

Heute ist wieder Arbeiten angesagt. Übers Wochenende glaube ich mich gut erholt zu haben von diesen merkwürdigen Vorkommnissen der letzten Woche. So etwas ist mir wirklich noch nie passiert, auch die wildesten Spekulationen führen zu keinem Ergebnis, was die Ursache oder den Auslöser betrifft. Na ja, immer wieder versuche ich mich damit zu beschwichtigen, daß es wohl wirklich nur eine kleine Kreislaufschwäche war, aber richtig überzeugen, nein, das kann ich mich dennoch nicht.

Was mich irritiert, ist, daß ich immer wieder auf dieses Thema zurückkomme. Die erlebten Situationen tauchen immer wieder vor meinem inneren Auge auf. Genauso kreisen meine Gedanken und fragen danach, was *es* ist und was *es* zu bedeuten hat. Vor allen Dingen die Sorge, daß *es* wiederkommen könnte. Was mag das nur besagen?

Mittags gehen wir wieder in die Kantine. Ursula ist abermals dabei. Ich denke an nichts Böses. Diesmal geht *es* schon los, als ich den ersten Bissen noch auf der Gabel habe. Es gibt ein Nudelgericht. Wieder ist dieses komische Gefühl da, mir wird schwindelig, ich bekomme Herzklopfen, mir bricht der Schweiß aus, und wieder denke ich, ich falle gleich vom Stuhl.

Auch heute trete ich wieder die Flucht an. Ich erhoffe mir eine Besserung an der frischen Luft. Das merkwürdige Gefühl der Beklemmung hält aber an. Die frische Luft tut mir zwar gut, aber mich erholen davon, nein, das kann ich nicht. Auch diesmal bin ich wieder sehr wackelig auf den Beinen, fühle mich schlapp und unsicher.

Ursula ist inzwischen zu mir gekommen. Ich selbst weiß immer noch nichts mit mir und meinem merkwürdigen Zustand anzufangen. Auf die Idee, einen Arzt zu konsultieren, komme ich gar nicht. Da *es* von selbst gekommen ist, denke ich auch, daß *es* von selbst wieder gehen müßte. Außerdem, so gern gehe ich auch nicht zu einem Arzt. Ich habe nicht das Gefühl, daß es sich um Beschwerden handelt, wegen denen ich dort unbedingt hin müßte. Eigentlich weiß ich gar nicht, was ich mit mir und dieser merkwürdigen Erscheinung anfangen soll. Ursula meint jedoch, ich solle unbedingt einmal den Arzt anrufen, das könne nicht normal sein. Mit ihr zusammen wage ich es das Büro wieder zu betreten, und rufe gleich bei der Ärztin, Frau Dr. Fischer, an.

Auch sie findet es zwar etwas merkwürdig, meint aber, es könne nur mit dem Kreislauf zusammenhängen. Sie rät mir, wenn es nicht besser wird, abends zu ihr in die Sprechstunde zu kommen.

Eigenartig. Ohne die Gegenwart von Ursula hätte ich mich fast nicht getraut das Haus wieder zu betreten. Was soll das? Schließlich arbeite ich seit mehreren Monaten in dieser Firma und kenne mich dort gut aus. Wieso werde ich plötzlich so labil und wage kaum noch etwas? Immer die Sorge, daß sich alles wiederholt und von vorne beginnt, aber warum nur?

Schließlich bin ich von Natur aus überhaupt kein ängstlicher Typ. Alleine etwas zu unternehmen, irgendwo hinzugehen oder zu fahren, das war für mich noch nie eine Frage. Ich halte mich für absolut selbständig und dann plötzlich das.

Auch daß ich mir ständig Ratschläge von meiner Kollegin erteilen lasse, auch das ist in der Regel undenkbar für mich. Plötzlich fühle ich mich hilflos und bin dankbar, als sie die Initiative ergreift.

Es ist wieder Ursula, die mir rät, für heute Schluß zu machen, nach Hause zu fahren und mich lieber auszuruhen. Da nicht so häufig ein Zug fährt, bietet sie mir an, mich mit zu sich nach Hause zu nehmen, um die Wartezeit zu überbrücken. Ich nehme dankbar an und wir machen uns auf den Weg.

Inzwischen ist natürlich schon der ganze Kollegenkreis auf mich aufmerksam geworden, und alle wollen wissen, was ich habe. Mein Chef wird leicht ungemütlich ob meiner plötzlichen Schwäche, er hat nämlich eine Vorliebe für topfite und leistungsstarke Mitarbeiter. Es ist auf alle Fälle sehr schwierig, Erklärungen abzugeben, wenn man selbst gar nicht weiß, was los ist. Das verschlimmert aber das Problem mit meinem Chef noch, weil er für etwas, was noch nicht einmal einen Namen hat, schon gar kein Verständnis aufbringt.

Auf jeden Fall ist mir diese plötzliche Aufmerksamkeit, die mir geschenkt wird, mehr als unangenehm. Ich stehe im Mittelpunkt, und das will ich auf keinen Fall. Außerdem ist mir das, was mit mir passiert, ausgesprochen peinlich, auch wenn ich nicht weiß was *es* ist und wodurch *es* ausgelöst wird. Immer, wenn ich *es* habe, glaube ich, daß mich alle anderen Personen im Raum anstarren, und das verstärkt noch den Impuls in mir, auf der Stelle zu flüchten, um den neugierigen Blicken zu entgehen.

Auch in der Wohnung meiner Kollegin gibt es nur dieses eine Gesprächsthema. Sie legt mir nahe, mich von meinem Vorgesetzten auf keinen Fall unter Druck setzen zu lassen, sondern zuerst einmal herauszufinden, was mir diese Schwierigkeiten bereitet. Über das Verständnis, welches sie mir und meiner Situation entgegenbringt, freue ich mich sehr.

Es hilft mir, daß sie dieses Thema immer wieder mit mir bespricht. Ich mache mir Hoffnungen, auf diese Art selbst zu enträtseln, was *es* ist. Außerdem habe ich den Eindruck, daß sie wirklich daran interessiert ist, mir zu helfen, und ich bin ihr dankbar für jede kleinste Hilfestellung und jeden Tip.

Ursula bringt mich später zum Bahnhof, ich fahre heimwärts und lege einen Stopp bei Frau Dr. Fischer ein. Sie widmet mir eine Menge ihrer Zeit, so daß ich ihr meine Beschwerden genauestens schildern kann, mißt den Blutdruck, der tatsächlich etwas zu niedrig ist, kommt zu dem Ergebnis „Kreislaufbeschwerden". Ich bekomme ein paar Tröpfchen und bin entlassen.

Es beruhigt mich, wie sie mit meinen Schwierigkeiten umgeht. Ganz souverän versteht sie es, mir zuzuhören und mein Problem aus der Welt zu schaffen. Als ich mich auf den Heimweg mache, denke ich für eine kurze Zeit wirklich, daß alle Schwierigkeiten jetzt hinter mir liegen.

Donnerstag, 15. Dezember 1988

Außer einem Gefühl der Unsicherheit ist nicht viel geblieben. Die letzten zwei Tage habe ich es indessen vermieden, die Kantine wieder zu betreten, mein *Unglück* bringe ich in Verbindung mit diesem Raum, ich weiß aber immer noch nicht, weshalb. Eigentlich habe ich keine Barriere in mir, die mich daran hindert, mich irgendwo aufzuhalten, warum sollte es plötzlich anders sein? Ich kann das Geheimnis nicht lüften.

Um den Speisesaal nicht betreten zu müssen, bin ich dazu übergegangen, mir mittags eine Tütensuppe zuzubereiten, dazu esse ich Butterbrote. Für mich eine merkwürdige Situation. Ich lege sehr großen Wert auf ein warmes Mittagessen, und nachmittags komme ich ohne dieses eigentlich auch nicht mehr richtig in Schwung. Die Abneigung vor unserer Kantine ist aber so groß geworden, daß ich mir nicht anders zu helfen weiß. Nicht noch einmal möchte ich in eine solche Situation geraten, und dafür bin ich bereit, vieles auf mich zu nehmen.

Die Mittagszeit hat sich als meine kritische Zeit entpuppt. Für alle Notfälle habe ich das Fläschchen mit Kreislauftropfen auf dem Tisch stehen, man weiß ja nie.

Diesmal passiert es schon vor zwölf Uhr, und auch nicht in der

Kantine, sondern am Schreibtisch in meinem Büro. Plötzlich schon wieder das Gefühl, umzukippen, nicht mehr sicher auf den Füßen zu stehen bzw. nicht sicher zu sitzen. Auch diesmal kriege ich einen fürchterlichen Schreck, das Herz fängt an zu klopfen, ich habe das Gefühl, mir dreht einer die Luft ab, etwas Kochendheißes fährt mir den Brustkorb hoch. Martina, eine Kollegin, reagiert sofort, schließlich wissen inzwischen alle Bescheid, sie bringt mir meine Tropfen. Ich nehme sie und lege mich anschließend auf den Boden, die Füße hochgelagert. Ich empfinde all das inzwischen als sehr beängstigend.

In dieser Position verbringe ich praktisch den ganzen restlichen Tag. Einige Kollegen reden ständig auf mich ein, obwohl sie doch sehen, wie schlecht ich mich fühle. Ich bin inzwischen so wackelig auf den Beinen, daß ich mich nicht alleine auf die Toilette traue, die sich direkt neben meinem Büro befindet.

Martina begleitet mich schließlich dorthin und wartet im Vorraum geduldig auf mich. Trotz dieser Unterstützung glaube ich jeden Augenblick aus völliger Entkräftung zusammenzubrechen und das Bewußtsein zu verlieren.

Jeder kann das sehen wie er will, mir ist das ganze extrem peinlich. Es ist wirklich ein Zustand völliger Hilflosigkeit. Ich werde plötzlich abhängig von anderen Leuten, und das bei solch banalen Dingen wie dem Gang zur Toilette.

Ich bin inzwischen so fertig, daß ich nicht weiß, wie ich zum Bahnhof oder nach Hause kommen soll. Ursula bietet mir ein weiteres Mal ihre Unterstützung an. Sie will mich zusammen mit Martina zum Bahnhof bringen, allerdings kann sie mich erst zu einem späteren Zeitpunkt fahren.

Notgedrungen lasse ich mich darauf ein, eine andere Lösung kommt für mich nicht in Frage, obwohl ich mich am liebsten sofort nach Hause in Sicherheit bringen würde. Obwohl ich den ganzen Nachmittag über mit mir ringe, wage ich es jedoch nicht, allein zu gehen, geschweige denn, mich allein auf den langen Weg nach Hause zu machen.

Die Zeit bis zu unserem Aufbruch schleppt sich unendlich lang dahin. Ich bin froh, als es endlich soweit ist. Meine Mutter bitte ich, am Bahnhof auf mich zu warten. Es kostet mich einiges an

Überzeugungskraft, aber schließlich ist sie dazu bereit. Sie versucht mir einzureden, daß ich diese kurze Strecke sicherlich auch ohne ihre Hilfe überwinden würde, aber hierzu fühle ich mich nicht in der Lage.

Während der gesamten Zugfahrt stehe ich am Fenster in der Nähe der Toiletten. Ein unwürdiger Ort, aber er bietet mir in meiner Situation eine gewisse Sicherheit. Falls *es* wiederkommt, würde ich mich sofort hinter einer der Türen verstecken. Hoffentlich muß ich niemanden sonst um Hilfe bitten. Ich versuche, meinen Zustand möglichst zu tarnen. Ich möchte niemandem mit meinen Problemen zur Last fallen. Es ist schon unerfreulich, daß inzwischen die ganze Firma auf mich aufmerksam geworden ist. Zwar wird zumeist höflich nachgefragt, aber selbst das empfinde ich als unangenehm.

Inzwischen haben mich nette Kollegen auch informiert, daß mein Chef aufgrund meiner merkwürdigen Krankheitssymptome zweifelt, ob das alles wohl echt ist, oder ich mich nur vor der Arbeit drücken will. Ein scheinheiliges Verhalten, welches er dabei an den Tag legt. Mir gegenüber demonstriert er ehrliches Interesse, wünscht dringend eine gute Besserung und hofft, daß die Ärzte dem Phänomen schnellstmöglichst auf die Spur kommen. Hinter meinem Rücken jedoch gibt er sich völlig anders. An der Darstellung der Kollegen zweifele ich dennoch nicht, da mein Chef für diesen „Führungsstil" berühmt und berüchtigt ist.

Darüber bin ich ehrlich entsetzt, schließlich gehe ich jetzt schon seit eineinhalb Wochen arbeiten, obwohl ich mich kaum mehr dazu in der Lage fühle. Außerdem dürfte er auch festgestellt haben, daß ich mich normalerweise nicht so leicht erschüttern lasse. Das, was er mir hier unterstellt, empfinde ich als Zumutung und ich entschließe mich, noch heute abend meine Ärztin zu konsultieren. Ihr will ich noch einmal genau beschreiben, was mir widerfahren ist und sie um Abklärung der Symptome bitten. Ich bin inzwischen nur noch ein einziges Nervenbündel und traue mir rein gar nichts mehr zu. Bevor alles begann, fühlte ich mich völlig fit und gesund.

Zu Hause erfahre ich, daß es mit einem Arztbesuch heute

nicht mehr klappt, die Hausärztin ist zunächst nicht zu erreichen und meint bei einem späteren Anruf, ich solle erst am nächsten Tag in die Sprechstunde kommen. Sie kommt mir etwas muffelig vor, vielleicht denkt auch sie, daß ich nur eine eingebildete Krankheit habe.

Den ganzen Abend verbringe ich auf der Couch. Ich liege schlapp und schlaff herum, die einzige Position, in der ich nicht von Schwindel- und Schwächeanfällen geplagt werde und hoffe, daß mir der Arztbesuch die Lösung aller Schwierigkeiten bringt. Meine Gedanken kreisen nur um mich und meinen Zustand. Immer und immer wieder hoffe ich, daß die Beschwerden nicht noch einmal auftreten werden.
Meine Mutter kann mich weder beruhigen noch mir weiterhelfen bei der Frage, was ich habe. Sie ist genauso unsicher und entsetzt über meinen Zustand wie ich auch.
Ich kann ihr auch nicht genau erklären, was ich empfinde. Es ist mir unmöglich, alles zu erfassen und dann auch noch zu verarbeiten.
Genau wie ich kann auch sie nicht verstehen, welche Verwandlung ich in den letzten Tagen mitgemacht habe. Wohl niemand kann begreifen, wie ein Mensch sich innerhalb so kurzer Zeit von einem aktiven, lebensbejahenden Wesen in ein nervöses Wrack verwandeln kann.

2. Was ist los? oder: Das Kind braucht einen Namen

Am folgenden Morgen lasse ich mir gleich einen Termin für die Sprechstunde bei Frau Dr. Fischer geben. Glücklicherweise kann ich vormittags kommen, da das Gefühl der Unsicherheit immer noch nicht gewichen ist. So schwach und verletzlich habe ich mich kaum je gefühlt. Bei meiner Arbeitsstelle habe ich angerufen und mitgeteilt, daß ich zuerst einmal zum Arzt gehen werde. Meine Kollegen tragen es mit Fassung, da ja gestern alle gesehen haben, was mit mir los ist. Was mein Chef von mir denkt, ist mir egal. Wenn er sowieso der Meinung ist, daß ich alles nur vortäusche, dann ist ihm nicht zu helfen.

Die Ärztin untersucht mich gründlich und läßt sich alles noch einmal ausführlich schildern. Sie mißt mir den Blutdruck, und plötzlich ist er zu hoch. Ich bin so fertig mit der Welt, daß ich es noch nicht einmal in ihrem Beisein schaffe, ruhig sitzen zu bleiben. Wie aufgeschreckt laufe ich im Sprechzimmer hin und her. Sie entdeckt allerdings auch keinen Grund für diese plötzlich aufgetretene Nervosität. Heute ist sie wieder sehr freundlich und kümmert sich wirklich intensiv um mich. Allerdings, so wie ich es mir vorgestellt habe, daß sie auf Anhieb eine Diagnose stellt, mir vielleicht ein paar Pillchen verschreibt, und schon ist alles wieder in Ordnung, das funktioniert wohl nicht. Ich frage sie noch, ob ich vielleicht eine Unterzuckerung gehabt haben könnte, da es mir immer mittags passiert. Sie kann mir auch darauf nicht sofort eine Antwort geben.
Jedenfalls schreibt sie mich für eine Woche krank, um Blutuntersuchungen, ein EKG und einen Zuckertest für mich durchzuführen.
Ich bin schon froh, daß ich nicht arbeiten muß. Mich nimmt das ganze, was dort immer wieder passiert, doch zu sehr mit. Zu Hause fühle ich mich momentan am wohlsten.
Am gleichen Tag kann schon das EKG gemacht werden. Zu meiner großen Erleichterung ist die Ursache hier nicht zu finden. So schlimm, hoffe ich, ist es nun doch nicht um mich bestellt.

Am Anfang der darauffolgenden Woche macht Frau Dr. Fischer auch den Zuckertest. Dieser und auch die nachfolgenden Untersuchungen zeigen keine schwerwiegende Erkrankung an.
Mit einer genauen Diagnose scheint es doch nicht so einfach zu sein. Einerseits beruhigt es mich, daß nichts schlimmes festgestellt wurde, andererseits wünsche ich mir, es wäre etwas festgestellt worden, das behandelt werden könnte. So bleibe ich verunsichert und allein gelassen zurück.
Frau Dr. Fischer empfiehlt mir, die Woche der Krank-

schreibung einfach in Ruhe zu Hause zu verbringen, mich ab-
zuregen und auch einmal abzuschalten. Ich beschließe, ihrem
Rat zu folgen.
Nach dieser Woche habe ich über Weihnachten und Neujahr
Urlaub. Vielleicht habe ich mich bis dahin schon wieder regeneriert. Das einzige, was die Ärztin in der Zwischenzeit mit mir
macht, ist eine Art Entspannungstraining, Biofeedback genannt. Nachdem die körperlichen Grunduntersuchungen ohne
Befund geblieben sind, glaubt sie wohl die Ursachen eher in
Überlastung oder Streß zu finden. Beim Biofeedback kontrolliert man seinen eigenen Atem, und anhand dessen soll man
ruhiger werden. Obwohl ich selbst dabei sehr nervös bleibe,
vermeine ich eine leichte Besserung zu verspüren, vielleicht ist
es aber auch nur die Hoffnung, alles bald wieder im Griff zu
haben.

Die Zeit bis Weihnachten und auch Weihnachten selbst wird
für mich sehr unruhig. Ich kann mich überhaupt nicht entspannen. Es ist mir unmöglich, wie früher normal über die Straßen
zu schlendern oder einen Schaufensterbummel zu machen.
Wenn ich es wage, gelegentlich zusammen mit meiner Mutter,
das Haus zu verlassen und in die Stadt zu gehen, bin ich
hochgradig nervös und habe Schwindelanfälle. Es drängt mich
immer, schnellstmöglich wieder nach Hause zu kommen, hier
habe ich mir eine Art Fluchtburg aufgebaut, wo ich mich halbwegs sicher und geborgen fühlen kann. Ich kann keine Sekunde ruhig sitzen oder stehen, mich auf nichts konzentrieren.
Auch Weihnachten bin ich fertig mit der Welt, die Verwandtschaft kommt zu Besuch und staunt über mich. Ich weiß selbst
nicht, was mit mir los ist, wie sollen sie das begreifen können?
Es ist tatsächlich so, daß meine Gedanken nur noch um meinen eigenen Zustand kreisen, alles, was von außen kommt,
dringt nicht richtig zu mir durch. Ständig beschäftige ich mich
nur mit dem Wie und Warum und finde doch keine Antwort auf
meine vielen Fragen.

Zwischen Weihnachten und Neujahr hat meine Hausärztin die
Praxis geschlossen. Da meine Nervosität aber mehr zu- als

abnimmt, schleppt mich meine Mutter letztendlich zu meinem früheren Hausarzt, Dr. Stern. Er meint, da würde wohl nur noch eine Beruhigungsspritze helfen, um meinen Zustand in den Griff zu bekommen. Hier komme ich zum ersten Mal mit einem Neuroleptikum in Verbindung.

Auch jetzt ist es wieder so, daß ich mich an diesen Rettungsanker klammere. Anscheinend gibt es doch ein Medikament, welches meinen Zustand verbessern, vielleicht sogar heilen und mir helfen kann. Warum nur, so geht es mir durch den Kopf, ist meine Hausärztin nicht schon auf diese Idee gekommen?

Tatsächlich fühle ich mich schon kurz danach ruhiger. Es ist zwar nicht alles wieder im Lot, aber zumindest bessert sich mein Zustand und läßt sich eher aushalten. Der Doktor meint jedoch, so wie ich im Moment dran wäre, könnte ich bestimmt nicht arbeiten gehen, es wäre aber immerhin möglich, daß sich bis Neujahr wieder alles bessern würde.

Wieder ist da dieser Strohhalm, an den ich mich klammere, daß all dies wie durch einen Spuk wieder verschwindet.

Silvester verbringe ich mit meiner Mutter und Tamara, einer Freundin, zu Hause. Ich fühle mich nicht allzu fit, und langsam dämmert es mir, daß ich wohl direkt nach Neujahr wieder zum Arzt muß. Inzwischen nervt mich mein Zustand so sehr, daß ich die Ärztin bitten möchte, sich mir doch noch einmal gründlich zu widmen, um endlich hinter das Übel zu kommen.

Natürlich möchte ich sie auch fragen, ob das Neuroleptikum ein Medikament ist, das mir auf Dauer helfen könnte. Aus meinem Unverständnis heraus glaube ich zunächst, daß es sich hierbei auch um ein Arzneimittel handelt, das heilt und nicht nur die Symptome unterdrückt.

Als ich nach Neujahr wieder bei Frau Dr. Fischer erscheine, schaut sie mich etwas entsetzt an, sie hat wohl auch gedacht, daß ich schon längst wieder auf der Höhe wäre. Sie meint, sie müsse mich nun zu einigen Kollegen überweisen, um feststellen zu lassen, was ich denn habe. Ich bin mit allem einverstanden, schließlich möchte ich die Ursache meines Übels kennenlernen. Sie weigert sich jedoch, mir das Medikament zu verabreichen, weil sie der Meinung ist, daß das ohne genaue Kenntnis der Sachlage nur schädlich wäre.

Es irritiert mich nur, daß der eine Arzt dieses Mittel relativ unbedenklich verwendet, die Ärztin jedoch zögert, es mir zu verabreichen. Wer hat recht? Anfänglich tendiere ich dazu, dem Arzt recht zu geben, da seine Methode zumindest zu einer leichten Besserung geführt hat und vor allen Dingen auch einen gewissen Hoffnungsschimmer in mir hinterließ.

Frau Dr. Fischer gibt mir Überweisungen zum Neurologen und zum Hals-Nasen-Ohren-Arzt, ich selbst frage an, ob ich auch noch eine für den Augenarzt haben könnte, da ich sehr lichtempfindlich geworden bin und manchmal den Eindruck habe, meine ganze Misere komme von den Augen her. Die Ärztin gibt mir auch diese Überweisung mit und verabschiedet mich bis auf weiteres, nicht ohne mich zuvor weiter krankgeschrieben zu haben.

Zu Hause angekommen, hänge ich mich sofort ans Telefon, um mit den verschiedenen Ärzten Termine zu machen. Es kann mir dabei nicht schnell genug gehen, ich möchte lieber heute als morgen wissen, was ich habe, um dagegen angehen zu können.

Beim Hals-Nasen-Ohren-Arzt und beim Augenarzt habe ich Glück, ich bekomme Termine direkt für die nächsten Tage, beim Neurologen muß ich eine ganze Woche warten, das kommt mir unendlich lange vor.

Der Hals-Nasen-Ohren-Arzt nimmt sich viel Zeit für mich. Ich erzähle ihm von meinen Problemen und auch diesem plötzlich aufgetretenen Schwindel. Er untersucht mich genauestens, kann aber auf Anhieb nichts finden. Es soll jetzt noch ein Gleichgewichtstest und ein Hörtest gemacht werden. Der Hörtest bringt mir dann jedenfalls Komplimente über mein gutes Gehör ein, das baut wenigstens ein bißchen auf. Auch der Gleichgewichtstest fällt gut aus. In diesem Bereich ist die Ursache nicht zu finden und der Doktor verabschiedet mich damit, daß er mir leider nicht helfen könne.

Einige Tage später beim Augenarzt, Herrn Dr. Meyer, läuft es auch nicht anders ab. Nachdem ich ihm meine Probleme geschildert habe und nach eingehender Untersuchung kann er nichts finden. Auch dafür, daß ich plötzlich so lichtempfindlich bin, daß ich nur noch mit dunkler Sonnenbrille herumlaufe, hat er keine Erklärung.

Bis jetzt bin ich nicht allzuweit gekommen, und ich hoffe, daß der Besuch beim Neurologen mir endlich Klarheit bringt.

Dort komme ich zuerst zu einer Vorbesprechung bei Herrn Dr. Jung, der einige Untersuchungen anberaumt, die Klärung bringen sollen. Unter anderem soll mein Schädel geröntgt, ein EEG gemacht und noch einmal ein etwas anders verlaufender Gleichgewichtstest durchgeführt werden. Für diese Untersuchungen darf ich natürlich in den nächsten Tagen wiederkommen, und zum Schluß bekomme ich dann noch Termine, um mit Dr. Jung die Ergebnisse zu besprechen, sowie einen Termin bei seinem Psychiater. Bei einem solchen bin ich noch nie gewesen, aber wenn geklärt werden kann, was ich habe, sehe ich auch hierin kein Problem.

Trotz meiner Nervosität klappere ich alle Ärzte allein ab. Was beim HNO-Arzt und beim Augenarzt kein Thema war, ist es bei diesem Neurologen: die Wartezeiten. Bei ihm wird anscheinend kein Wert auf ein kleines bißchen Pünktlichkeit gelegt. Die Praxis ist vollkommen überlaufen und das Personal entweder überfordert oder aber, es gibt nicht genug davon. Auch wenn die Patienten feste Termine für die einzelnen Untersuchungen haben, müssen sie noch mit Wartezeiten von bis zu zwei Stunden, manchmal auch mehr rechnen. Ich frage mich wirklich, ob das sein muß. Die Leute um mich herum wirken reichlich genervt ob der Zustände in dieser Praxis. Deswegen bedeutet es für mich auch eine große Erleichterung, als ich endlich alle Untersuchungen hinter mich gebracht habe.

Allerdings muß ich gestehen, daß ich mich befremdlich fühle in dieser Praxis. Zwischen den einzelnen Patienten wird kein einziges Wort gesprochen, jeder scheint mit sich und seinen Problemen beschäftigt zu sein und straft den Nachbarn mit eisiger Mißachtung.

Zuletzt habe ich den Termin beim Psychiater, Prof. Dr. Dr.

Braun. Ein wunderlicher Kerl. Er wirkt regelrecht ungepflegt auf mich. Vielleicht täuscht aber auch der erste Eindruck.

Hier fällt zum ersten Mal der Begriff „Panik". Ich weiß nicht genau, was er damit meint. Er redet die ganze Zeit auf mich ein, ohne jedoch nähere Erläuterungen zu machen und sagt zu mir, ich müsse mein Problem suchen. Es ist mir allerdings nicht genau bewußt, was er damit meint. Er hinterläßt den Eindruck, als ob mir etwas ganz schlimmes passiert sein müßte, woran ich mich jedoch nicht erinnern kann. Natürlich habe auch ich Schwierigkeiten, aber wer hat die nicht. Jedenfalls interessiert es ihn sehr, daß ich mit meiner Mutter in einem Haus lebe, daß meine Großmutter noch bei uns lebt und daß ich keinen Freund habe. Ich habe den Eindruck, er sucht hier die Wurzel allen Übels.

Manchmal wünsche ich mir auch einen Freund, ja, aber es ist nicht so, daß ich Torschlußpanik hätte, und herbeizaubern kann ich schließlich auch keinen.

Eine volle halbe Stunde redet Prof. Braun auf mich ein, meint, ich müsse auch den Psychotherapeuten im gleichen Haus besuchen, und erklärt mir, wenn ich erst einmal erkennen würde, was für Probleme ich hätte, dann wäre schon viel gewonnen.

Allerdings denke ich, daß er mir nicht viel Spielraum einräumt, mein Problem selbst zu finden, sondern daß er sich schon genau festgelegt hat und von mir erwartet, daß ich seinen Ideen zustimme. Meine Unkenntnis von Psychologie und psychischen Problemen läßt mir zuerst einmal den Glauben, daß das so richtig ist. Nur in meinem Hinterkopf ist ein Warnsignal angegangen, aber zuerst denke ich, dieser Mensch muß schon Ahnung von seinem Fach haben.

Als ich ihn bitte, mir genau zu erklären, was für eine Krankheit ich hätte und wie gefährlich sie wäre, sagt er nur, er wolle mir einen Zettel schreiben, auf dem steht: „Es kann nichts passieren!" Darauf könnte ich mich verlassen.

Na, viel schlauer als vorher bin ich immer noch nicht.

Der Psychiater bittet auch noch um eine Unterschriftenprobe, daraus möchte er ersehen, was für ein Typ Mensch ich bin.

Außerdem soll ich in einigen Wochen wieder zu ihm kommen, um ihm zu erzählen, wie es mir geht.

Nachdem ich sein Büro verlassen habe, sagt meine Mutter, die ich inzwischen zu den Terminen mitnehme: „Na, wie war es?" Ich kann nur mit den Schultern zucken. Für meine Verhältnisse war das alles etwas unbefriedigend. Zwar scheint es, als ob meine Beschwerden inzwischen einen Namen bekommen hätten, aber hierunter kann ich mir gar nichts vorstellen. Ich nehme mir fest vor, noch einmal genau nachzufragen, was das bedeuten soll. Wie soll ich etwas erfassen, wenn ich nicht verstehe, was es ist?

Nach einer weiteren Woche komme ich wieder zu dem Neurologen, Herrn Dr. Jung, in die Sprechstunde. Er teilt mir mit, daß es aufgrund der Untersuchungsergebnisse keinen Hinweis auf eine körperliche Erkrankung gebe, da sich alle Befunde im Normalbereich befinden, daß ich eine sogenannte Panikerkrankung habe, daß dabei nichts passieren könne und ich bis auf weiteres eine Spritze pro Woche gegen meine starke Nervosität bekommen solle.

Tja, diese ganze Rede ist auch nicht zu meiner Zufriedenheit verlaufen, ich bin immer noch nicht viel schlauer als vorher. Dr. Jung meint aber, ich solle ab sofort zu einem seiner Psychotherapeuten in Behandlung gehen, die würden mir schon alles erklären.

Als ich ihn frage, wie es mit einer weiteren Krankmeldung aussehe, meint er, ich solle wieder arbeiten gehen, das sei das beste für mich. Ich müsse unter Leute und dürfe mich nicht einigeln. Auf meine weiter anhaltende Nervosität angesprochen, entgegnet er, man wolle diese ja mit den Spritzen unter Kontrolle bringen. Das würde schon wieder alles in Ordnung kommen.

Nach diesen Erläuterungen bin ich weder zufrieden noch im geringsten beruhigt. Ich kann mir auf das alles einfach keinen Reim machen. Schließlich verstehe ich immer noch nicht, was ich habe. Dr. Jung läßt sich jedoch auf keine Diskussionen mit mir ein und lehnt weitere Erklärungen ab. Das hinterläßt ein höchst unbefriedigendes Gefühl in mir. Einerseits sage ich mir, daß er wohl etwas Ahnung von der ganzen Sache haben muß, andererseits fühle ich mich sehr unwohl bei dem Gedanken, wieder arbeiten zu gehen. Ich weiß einfach nicht, wie ich mich verhalten soll, wenn *es* wiederkommt. Was ich meinem Chef und meinen Kollegen erzählen soll, ist mir ebenso rätselhaft.

Auch daß man mir diese Spritzen jetzt jede Woche verpassen will, gefällt mir ganz und gar nicht, weil ich inzwischen erfaßt habe, daß es sich hierbei um ein Mittel handelt, welches die Symptome zwar unterdrücken und damit abschwächen kann, aber keine Heilung herbeiführt. Doch momentan kann ich daran wohl nichts ändern.

Jedenfalls bleibt mir zur Zeit nichts anderes übrig, als einen Termin beim Pychotherapeuten zu machen, wieder arbeiten zu gehen und darauf zu warten, was passiert.

Das jedoch ist für mich schon ein Problem an sich, da ich zu den Menschen gehöre, die alles genau wissen und überblicken möchten.

Abwarten, was als nächstes kommt, ist für mich nicht einfach und vergrößert nur meine innere Unruhe.

3. Das Leben mit Panikanfällen

Ich entschließe mich, vorläufig mit dem Auto zur Arbeit zu fahren. Die letzte Zugfahrt habe ich noch als zu unangenehm in Erinnerung. Die ganze Zeit auf den Sitzen zwischen den Toiletten - wahrlich kein allzu angenehmer Aufenthaltsort.

An einem Donnerstag ist mein erster Arbeitstag, nach genau sechs Wochen. Also leihe ich mir Mutters Wagen und mache mich todesmutig auf den Weg. Zusätzlich habe ich mir eine getönte Brille eingesteckt, die ich im Büro aufsetzen werde. Ich fahre extra früh, um Zeit zu haben und mich nicht abhetzen zu müssen, um jeden Druck zu vermeiden.

Die ganze Strecke nach Köln - immerhin knapp 50 Kilometer - fahre ich dennoch angespannt. Ich bin schon geschafft, als ich ankomme.

Natürlich bin ich sehr früh im Büro, die Kollegen kommen später. Sie begrüßen mich mit einem freundlichen Hallo und fragen, ob alles wieder klar ist. Ich schildere ihnen, was mir die

Ärzte erzählt haben, und wie entsetzlich ich mich noch immer fühle. Daraufhin fragen sie mich, warum man mich nicht noch länger krank geschrieben hätte. Mir ist es auch schleierhaft, was ich in diesem Zustand auf der Arbeit soll, wie aber soll ich gegen den Arzt ankommen? Schließlich hört er sich meine Sorgen und Ängste nicht einmal richtig an. Ich habe wirklich den Eindruck, daß er mich einfach nur beschwichtigen will. Ob er sich vorstellen kann, was ich hier durchmache, wie es in meinem Inneren aussieht?

Die getönte Brille behalte ich während des ganzen Tages auf. Vielleicht sehe ich sie als eine Art von Schutzschild an, der das Schlimmste von mir abhalten soll.
Der Tag strengt mich unwahrscheinlich an. Immer noch habe ich das Gefühl, ich stehe unter Druck, bin nervös und zappelig, einfach fertig, aber ich bemühe mich durchzuhalten.
Auf meine Arbeit kann ich mich kaum konzentrieren. Ich mache sie mechanisch, aber ohne rechte Lust und ohne die Energie, die ich eigentlich habe. Meine Gedanken kreisen nur um die Hoffnung, daß es nicht wiederkommen möge, um die Frage, wie ich es bis nachmittags aushalten soll. Ständig suche ich nach Orten, zu denen ich mich flüchten kann. Jede Bewegung um mich herum macht mich nervös. Seien es die Kollegen oder die diversen Geräte, ob Computer, Drucker oder Photokopierer. Alles höre ich überlaut und überdeutlich. Es scheint, als ob ich alles viel intensiver wahrnehme als vorher. Jede Kleinigkeit stört mich und macht mich noch unruhiger, als ich ohnehin bin.

Ich bin sehr froh, als endlich Feierabend ist. Anschließend habe ich einen Termin beim Neurologen und will ihm meine Probleme schildern. Vielleicht ist es ihm jetzt endlich möglich, mir konkret weiterzuhelfen.
Auch auf dem Rückweg bin ich sehr aufgeregt. Dabei fahre ich sonst gern Auto, aber momentan macht mir einfach gar nichts Spaß.
Bei Dr. Jung warte ich wieder mehr als zwei Stunden. Als ich endlich dran bin, erzähle ich ihm von meinen Problemen. Er

meint, ich solle meinen Chef um eine Halbtagsstelle bitten, etwa für ein oder zwei Monate, außerdem will er das Neuroleptikum höher dosieren. Weitere Hilfen lehnt er ab, er meint, ich bekäme das schon wieder in den Griff.

Immer noch bin ich genauso schlau wie vorher. Ich fühle mich vollkommen im Stich gelassen von diesem Arzt. Mir fällt aber auch keine andere Lösung ein. Da habe ich gedacht, nachdem endlich bekannt ist, was ich habe, gäbe es auch eine wirksame Hilfe, aber offenbar gibt es keine.

Wenn ich nur begreifen könnte, was „Panik" genau bedeutet.

Die Beschwichtigungstaktik des Arztes macht mich eher noch unruhiger. Irgend jemand muß mir doch endlich einmal erklären, was mit mir los ist, warum ich mich so merkwürdig fühle, was den Begriff „Panik" umfaßt.

Ich kenne das so: Man geht zum Arzt, er untersucht einen und stellt die Diagnose. Man stellt ein paar Fragen dazu, nimmt einige Medikamente und dann sind die Beschwerden wieder weg.

Wie ist das bei „Panik"? Gilt hier das gleiche Prinzip? Wie lange dauert „Panik"? Was tue ich, wenn ich mich wieder so merkwürdig fühle? Warum nur empfinde ich so? Wie kommt es, daß „Panik" so plötzlich über mich hereinbricht?

Wem ich auch zu erklären versuche, was ich habe, niemand begreift mich, niemand hat von der Krankheit „Panik" schon einmal gehört. Ich glaube nicht, daß ich der einzige Mensch auf der Welt bin, der „Panik" hat, aber momentan fühle ich mich so.

Es ist viel leichter, wenn man von dem, was einen beschäftigt, etwas hört oder liest, wenn andere es auch kennen oder haben. Dann ist man in der Lage, sich ein Urteil zu bilden, zu erforschen, was es nun ist, vielleicht eine Lösung zu finden.

Wie soll man aber etwas lösen, was nur ein einziges Wort ist? Mehr als dieses Wort ist „Panik" für mich immer noch nicht.

Fragen über Fragen, die ich mir stelle und auf die ich keine Antworten finde. Auch Neurologe und Psychiater bleiben sie mir schuldig. Gefragt habe ich genug, aber entweder wollen sie mir nichts genauer erklären oder sie können es vielleicht nicht.

„Panik" wäre einfacher für mich zu erfassen, wenn ich genau wüßte, was es ist. Gehören alle meine Beschwerden in das Bild der „Panik"? Fühlen sich andere, die „Panik" haben, auch so? Wo finde ich andere Menschen, die „Panik" haben?

Es fällt mir persönlich auch erheblich leichter, etwas anzunehmen oder zu akzeptieren, was ich mir vorstellen kann, was ich verstehen kann. Ist es nicht auch die Aufgabe des Arztes, auf jeden Patienten individuell einzugehen? Vielleicht gibt es wirklich solche, die nicht genau wissen möchten, was sie haben und hiermit besser leben können. Muß aber der Arzt sich nicht die Mühe machen herauszufinden, wie der einzelne ist, ob er beispielsweise bei mir nicht mit einer anderen Taktik viel mehr erreichen kann? Bei ihm habe ich jedoch den Eindruck, daß er über allen Dingen schwebt, ihn der Kranke direkt gar nicht einmal interessiert. So wie er gekleidet ist und nach Betrachtung seines Sprechzimmers habe ich wirklich das Gefühl, einem der „Götter in Weiß" gegenüber zu sitzen. Er lächelt lediglich milde, wenn ich versuche, ihm näher zu bringen, was mich bewegt. Eine richtige Anteilnahme und Beschäftigung mit meiner Problematik kann ich jedoch, trotz aller Bemühungen, nicht bei ihm erkennen. Ist er wirklich nicht interessiert, ist es seine Art, mit den Problemen seiner Patienten umzugehen, und ist das auch die richtige Methode? Ich denke gerade für einen Neurologen und Psychiater, der viele Stunden am Tag mit psychisch labilen Patienten verbringt, müßte er viel mehr auf diese eingehen und auch im Lauf seiner Tätigkeit herausgefunden haben, wie mit dem einzelnen umzugehen ist.

Sehr ergiebig war das ganze ja nun nicht. Abends spreche ich die Angelegenheit mit meiner Mutter durch, aber auch sie findet keine andere Lösung. Also nehme ich mir vor, meinem Chef am nächsten Tag den Vorschlag zu unterbreiten, mich vorläufig nur halbtags zu beschäftigen. Ich glaube jedoch nicht, daß ihm das gelegen kommt.

Auch am folgenden Morgen breche ich wieder sehr früh auf und hoffe, daß alles klappt. Auf der Autobahn, beim Überholen von zwei Lkws, wird mir anders. Ich bekomme plötzlich Herzklopfen und werde nervös. Aber es handelt sich nur um ein normales Überholmanöver. Nichts außergewöhnliches, wenn man bedenkt, daß ich seit meinem 18. Lebensjahr den Führerschein besitze und über eine regelmäßige Fahrpraxis verfüge. Warum schleichen sich hier diese Unsicherheiten ein? Wie kommt es, daß mir plötzlich jegliche Selbstsicherheit abhanden kommt und ich selbst in alltäglichen, oftmals geübten und auch beherrschten Situationen nicht mehr ich selbst bin? Warum nur kann mir niemand genau erklären, was mit mir passiert, was in mir vorgeht?

Ich bin sehr froh, als ich den Parkplatz meiner Firma ansteuere.

Wie ich es mir gedacht habe, freut sich mein Chef gar nicht darüber, mich ab sofort nur noch halbe Tage zu beschäftigen, aber er willigt ein, als ich ihm mitteile, daß es ja nur vorübergehend sein soll, für einen oder zwei Monate, bis ich mich wieder erholt habe. Die Personalabteilung wird daraufhin beauftragt, mir eine entsprechende Genehmigung zu erteilen.

Auch heute bin ich wieder froh, als Feierabend ist. Außerdem ist heute Freitag und ich habe jetzt das Wochenende, um mich zu erholen. Mit diesen Gedanken mache ich mich auf den Heimweg, komme aber zuerst einmal nicht allzu weit. Schon an der Autobahnauffahrt erwartet mich ein endlos langer Stau, überall Autos, wohin man auch schaut. Als das über eine halbe Stunde so geht, bin ich fertig mit den Nerven. Ich bin zittrig, habe Herzklopfen. Ich fühle mich eingekesselt, ohne jegliche Fluchtmöglichkeit. Am liebsten würde ich das Auto einfach hier stehen lassen und abhauen. Natürlich ist das nicht möglich, schon allein, weil es mir viel zu peinlich wäre, mein Verhalten nachher rechtfertigen zu müssen.

Ich nehme mich stark zusammen und schaffe es bis zum Hauptbahnhof. Von dort rufe ich Mutter an und bitte sie, mich abzuholen, weil ich einfach nicht mehr weiter weiß. Sie ist sehr erschrocken und verspricht in neun Minuten bei uns am Bahnhof zu sein und mit dem nächsten Zug zu kommen. Ich bin ihr sehr dankbar dafür. Vollkommen fertig mit der Welt schleiche ich wieder zum Auto und starre die Uhr an in der Hoffnung, daß meine Mutter den Zug bekommt und in einer halben Stunde hier ist, um mich abzuholen.

Als sie ankommt, bin ich etwas ruhiger. Ich sage ihr, es tue mir leid, daß ich sie so gehetzt habe, aber daß es wirklich nicht anders ging. Sie meint, das habe sie wohl an meiner Stimme gehört. Auch ich bin froh, daß meine Mutter jetzt das Steuer übernimmt und ich damit aus dem Streß raus bin. Sie fragt mich auch, wie ich mir das auf Dauer vorstelle, aber auf diese Frage bleibe ich ihr die Antwort schuldig.

Das Wochenende genieße ich richtig. Dieser Druck der letzten zwei Tage hat mich fertiggemacht. Außerdem weiß ich überhaupt nicht, was ich von den Kommentaren der Neurologen, Psychologen und Psychiater halten soll, irgendwie werde ich aus der ganzen Sache nicht schlau. Daß mir etwas fehlt, weiß ich mit Sicherheit, aber mit dem Namen „Panik" kann ich immer noch nichts anfangen. Nächste Woche habe ich jedenfalls den ersten Termin beim Psychologen, mal sehen, ob ich dadurch schlauer wäre.

Montag morgen gibt es also wieder das gleiche Spiel. Ich starte ausgesprochen früh von zu Hause, um nur ja nicht unter Druck zu kommen. Trotzdem wäre es mir recht, wir hätten schon wieder abend und die Quälerei wäre vorbei. Eigentlich gehe ich sehr gern arbeiten, aber seit *das* angefangen hat, macht mir alles keinen Spaß mehr. Ich kann mich kaum mehr konzentrieren und fühle mich wirklich sehr, sehr schlecht.

Der Arbeitstag verläuft ruhig. Ich bin froh, daß ich nur noch vier Tage ganz zu arbeiten brauche. Vielleicht bringt es mir doch eine merkliche Erleichterung, wenn ich nur noch halbe Tage arbeite. Am Abend lande ich vollkommen geschafft zu Hause und bin froh, als ich im Bett liege. Andererseits ist aber der nächste Tag nicht mehr so weit und das ganze geht wieder von vorne los.

Dienstag morgen, ich mache mich wieder früh auf den Weg. Fast fühle ich mich noch schlechter als am Tag zuvor. Auf dem Weg zur Arbeit bekomme ich wieder Herzklopfen und

Schweißausbrüche, ich bin unruhig und nervös, und das am Steuer eines Autos.

Mit Mühe und Not schaffe ich es bis in einen Vorort von Köln. Dann bin ich am Ende meiner Kraft. Ich mußte zwischenzeitlich sogar zweimal anhalten, weil es einfach nicht mehr ging.

Ich parke irgendwo am Straßenrand und beschließe, den Rest der Strecke mit einem Taxi zu fahren. Ich finde auch eine Telefonzelle und bestelle mir von dort aus eins. Außerdem rufe ich meine Mutter zu Hause an und erzähle ihr, was passiert ist. Sie erschrickt sehr. Ich bitte sie, nachmittags mit dem Zug zu kommen, das Auto zu suchen und mich bei meiner Firma abzuholen, da ich nicht mehr weiß, wie ich die Strecke zurück bewältigen soll.

Wieder einmal versuche ich, den Tag zu überstehen, was gar nicht so einfach ist. Nachmittags holt mich meine Mutter ab. Auf dem Rückweg unterhalten wir uns darüber, wie es weitergehen soll. Ich weiß nicht mehr, was ich dazu sagen soll. Schließlich kann ich von meiner Mutter nicht verlangen, daß sie mich jeden Tag in Köln abholt bzw. mich auch noch hinbringt.

Zuerst aber machen wir aus, daß sie genau das tun wird. Ich fühle mich wirklich nicht in der Lage, weiterhin Auto zu fahren, und weiß nicht, wie ich diese Entfernung von 50 km zwischen Wohnung und Arbeitsplatz überwinden soll. Ich kann nur noch einmal mit dem Neurologen und mit dem Psychologen darüber sprechen, und genau das will ich jetzt auch tun.

Diese Gespräche verlaufen für mich sehr unergiebig. Der Psychologe, Herr Stein, fragt mich, genau wie der Psychiater, ob ich einen festen Freund habe und sucht hierin mein Problem. Ich erkläre wieder, daß ich einen starken Mann an meiner Seite nicht vermisse und nicht beabsichtige, krampfhaft nach einem solchen zu suchen. Aber sie meinen, wenn ein fester Freund an meiner Seite wäre, würden sich alle meine Probleme von einem Tag auf den anderen erledigen.

Außerdem sucht Herr Stein nach ernsthaften sonstigen Problemen. Dazu kann ich ihm auch keine erschöpfende Auskunft geben. Natürlich gibt es überall Probleme, ich wäre mir aber nicht bewußt, daß ich solche habe, die eine Panik auslösen können. Wie die Panik ausgelöst wird und was dann passiert, darüber werde ich nach wie vor im unklaren und damit allein gelassen.

Ich spreche sowohl den Neurologen als auch den Psychologen noch einmal darauf an, ob ich denn zu Hause nicht besser aufgehoben wäre, als ständig Panikanfälle unterwegs zu bekommen und meine Mutter anrufen zu müssen. Beide meinen jedoch übereinstimmend, da müsse ich durch. Es könne im Lauf der Zeit nur besser werden, und so lange müßte meine Mutter das halt für mich machen.

Auf die Frage, wie lange das denn so gehen soll, können mir beide keine Antwort geben, obwohl ich die verminderte Arbeitszeit ja nur für ein bis zwei Monate beantragen sollte. Da klammere ich mich dann prompt an die Hoffnung, daß alles wieder gut wird, und schon wird die nächste Frage wiederum höchst unpräzise beantwortet.

Ist das eine Art und Weise, wie da mit mir umgegangen wird? Ist es richtig, daß meine Mutter in meine Krankheit dermaßen mit einbezogen wird? Ich habe noch nie von einem Fall gehört, in dem sich ein Kranker von einem Familienangehörigen jeden Tag 50 Kilometer zur Arbeit fahren und auch wieder abholen lassen muß, weil er die Strecke allein nicht bewältigen kann. Das ist doch auch unzumutbar.

Wie stellt sich der Arzt das auf Dauer vor? Hat er überhaupt eine Vorstellung von der Belastung, die diese Zusatzaufgabe für meine Mutter bedeutet? Kann oder will er mir einfach nicht weiterhelfen?

Ich fühle mich völlig allein gelassen mit dieser Thematik.

Auch meine Mutter kennt keine Lösung. Überall, wo wir hiervon erzählen, ernten wir Kopfschütteln. Alle, aber auch restlos alle, meinen, daß das einfach unzumutbar ist. Da sitzt auf der einen Seite ein einzelner Arzt bzw. ein Psychologe und diktiert uns, wie wir uns zu verhalten haben und welche Strapazen wir auf uns nehmen müssen. Er macht keine näheren Angaben, und so sind wir dazu verpflichtet, uns in unser Schicksal zu ergeben. Ob das aber der Sinn der Sache ist?

Momentan fällt mir dazu auch nichts schlaues mehr ein. Ich

freue mich jedenfalls, wenn ich nur noch halbe Tage arbeiten muß.

Zur Zeit fährt mich meine Mutter morgens zur Arbeit und holt mich abends wieder ab. Das sind für sie jeden Tag immerhin 200 Kilometer, eine Wahnsinnsfahrerei. Abgesehen von dem Zeitaufwand und den Kosten, die dadurch entstehen und für die sich, selbstverständlich, niemand zuständig fühlt. Wenn ich halbe Tage arbeite, fährt meine Mutter mich einen Tag zu meiner Arbeitsstelle und bleibt die ganze Zeit, während ich arbeite, mit mir da, am nächsten Tag bringt sie mich hin und holt mich später wieder ab.

Im nachhinein wundere ich mich wirklich, daß ich das habe mit mir machen lassen. Auch daß meine Mutter nie protestiert hat, erstaunt mich heute. Zwar machte ihr diese zusätzliche Belastung natürlich eine Menge aus, aber offen zu revoltieren, das haben wir in unserer Situation einfach nicht gewagt. Insofern ging die Taktik des Arztes sicherlich auf, daß er uns regelrecht mundtot gemacht hatte. Aus Angst vor dieser Ungewißheit und aus Unkenntnis der Situation ließen wir uns da auf etwas ein, was völlig unwürdig war und sicher auch von einem erfahreneren Mediziner völlig anders gehandhabt worden wäre.

Sicherlich wäre es auch damals schon möglich gewesen, einen anderen Arzt zu konsultieren, aber zuerst einmal mußte ich diese natürliche Hemmschwelle überwinden, die mir suggeriert hat, daß der Arzt sicherlich weiß, was er tut und Erfahrung genug gesammelt hat, um die Angelegenheit richtig zu handhaben. Auch hier mußte ich zuerst lernen, daß nicht nur der Arzt über eine gewisse Macht verfügt, sondern daß der Patient die gleiche Macht hat und in der Lage ist, notfalls auch kurzfristig, einfach einen anderen, ihm angenehmeren Mediziner aufzusuchen, mit dessen Behandlungs- und Vorgehensweise er leben kann.

In den folgenden Wochen konsultiere ich regelmäßig den Neurologen und den Psychologen. Der Neurologe verabreicht mir weiterhin das Medikament, der Psychologe sucht nach meinen Problemen, inzwischen auch nach massiven Erlebnissen in der Kindheit. Ich versichere ihm wirklich oft, daß da nichts Gravierendes passiert ist, aber beide sind der Meinung, daß ich etwas vor ihnen verstecke. Diese Meinung teilt der Psychiater. Ich müßte offener sein und ihm alles erzählen, das ist seine Devise.

Das ist eine sehr einseitige Ehrlichkeit, die dort von mir verlangt wird. Schließlich bitte ich alle, die mit meiner Behandlung zu tun haben, schon seit Wochen darum, auch mir gegenüber offen zu sein und mir genau mitzuteilen, was ich habe, was ich dagegen tun kann, wie lange das alles dauert und wie ich mir das genau vorstellen kann. Das heißt, von mir wird verlangt, über etwas zu sprechen, was nicht existiert, was mir aber niemand glaubt, aber von der anderen Seite kommt nichts.

So empfinde ich es wirklich, ich fühle mich schutzlos ausgeliefert gegenüber Leuten, die auch noch eine gewisse Macht über mich haben und diese auch auszunutzen wissen. Sie entscheiden, daß ich unter größten Schwierigkeiten arbeiten gehen muß, meine Mutter und auch mein Arbeitgeber dermaßen in die Thematik mit einbezogen werden, aber sie sind nicht bereit, mich auch nur im geringsten aufzuklären über das, was ist und was daraus werden könnte.

Selbst auf meine Nachfrage nach dem Ergebnis der Schriftprobe bekomme ich keine Antwort. Angeblich gab es hierbei nichts Besonderes und er habe die Unterlagen inzwischen vernichtet.

Leider bringt mich das nicht viel weiter, weil diese massiven psychischen Probleme, die überall gesucht werden, ganz einfach nicht existieren. Auch meine Kindheit verlief vollkommen normal, ich wurde als Kind weder sexuell mißbraucht, noch mußte ich eine Scheidung der Eltern verkraften oder den Tod eines oder beider Elternteile.

Wenn ich diesen Ärzten denn etwas von den Problemen erzähle, die ich habe, beispielsweise mal Krach mit Mutter oder Großmutter, Onkel, Tante oder Freunden, dann heißt es gleich: Aha, sie haben also doch Probleme. Aber ist das nicht normal? Die Welt besteht schließlich nicht nur aus Friede, Freude, Eierkuchen, aber in der Welt der Psychotherapie scheint das genau so zu sein.

Wochenlang fährt meine Mutter mich also zur Arbeit, zuerst mit dem Auto, später traue ich mich zusammen mit ihr auch einmal mit dem Zug zu fahren. Nach weiteren Wochen traue ich mir zu, auch einmal allein den Zug zu benutzen. Das ist schon ein echter Fortschritt.

Da ich aber nach wie vor unsicher zu Fuß bin, brauche ich vom S-Bahnhof bis zur Firma immer ein Taxi, ich schaffe die Strecke zu Fuß nicht (ca. 20 Minuten). Außerdem müßte ich hierbei eine Autobahnbrücke überqueren, was mir unmöglich ist. Bei diesbezüglichen Versuchen habe ich immer das Gefühl, ich würde von der Brücke herunterfallen.

Dieses Gefühl lähmt mich, so daß ich es letztendlich nicht mehr wage, irgendeine Brücke zu betreten oder zu überqueren. Das bedeutet natürlich unter anderem auch einen weiteren, sehr hohen finanziellen Aufwand. Ich arbeite ja nur noch halbe Tage, verdiene dadurch erheblich weniger Geld, und die Ausgaben haben sich wesentlich gesteigert. Außerdem empfinde ich es unangenehm, für diese Strecken ein Taxi anzufordern, und bin jedesmal erleichtert, wenn ich einen mir noch unbekannten Fahrer erblicke. Es erscheint mir einfach lächerlich, diese kurzen Strecken mit dem Auto zu bewältigen, und ich meine immer, daß mir jeder meine Probleme sofort ansehen müßte.

Inzwischen hat sich eine Hiobsbotschaft in meiner Verwandtschaft herumgesprochen. Meine Cousine Karin ist an Brustkrebs erkrankt. Das ist ein schwerer Schicksalsschlag, zumal sie zwei Jahre jünger ist, als ich selbst.

Kurz nachdem der Krebs festgestellt wurde, wird sie auch schon operiert und anschließend bestrahlt.

In den darauffolgenden Monaten besuche ich Karin mehrfach. Irgendwie hoffe ich, sie moralisch unterstützen zu können, den Kampf gegen diese schwere Krankheit aufzunehmen.

Positiv empfinde ich in dieser Zeit einen Kurzurlaub mit meiner Freundin. Das lenkt ab, und der Druck, der während der Anwesenheit auf der Arbeit auf mir liegt, geht zurück. Hier muß ich schließlich nicht zu einem bestimmten Zeitpunkt fit sein und kann mich auch hängenlassen, wenn mir danach ist.

Auf der Arbeitsstelle habe ich weiterhin Probleme, es fällt mir gar nicht so leicht, mich dort aufzuhalten. Vor allen Dingen, wenn ich in ein anderes Büro muß, ist das ein schwieriges Unterfangen. Jedesmal kostet es mich Überwindung, meine vertrauten vier Arbeitswände zu verlassen, den Flur zu betreten und Kollegen in anderen Büros aufzusuchen. Niemand kann nachvollziehen, daß das immer wieder einen unwahrscheinlichen Kampf mit mir selbst bedeutet.

Zu diesem Zeitpunkt habe ich meine Fluchtburg auf der Arbeit in meinem Büro eingerichtet. Solange ich hier bin, fühle ich mich noch ein bißchen geschützt. Muß ich sie verlassen, werde ich nervös, blicke hektisch um mich und versuche schnellstmöglich zu erledigen, was zu erledigen ist. Danach stürze ich voller Erleichterung in meine Kammer zurück.

Auch als es auf den Mai 1989 zugeht, hat sich die ganze Sache immer noch nicht verbessert. Es herrscht noch die gleiche Situation, die ich bereits geschildert habe.

Psychologe und Neurologe, die ich weiterhin regelmäßig besuche, bieten mir keine weiteren Hilfestellungen an. Manchmal fühle ich mich verdammt verloren, außer meiner Mutter habe ich noch eine Freundin, die gelegentlich ihre Unterstützung anbietet. Der Rest hat sich ziemlich zurückgezogen, sie stehen vor einem Phänomen.

Sicher ist es für die Leute aus meinem Bekanntenkreis schwer zu ergründen, wieso ich plötzlich krank geworden bin und mich kaum mehr aus dem Haus begebe. Allerdings hätte ich schon erwartet, daß sie sich etwas größere Mühe geben, mich zu verstehen und mich zumindest einmal zu Hause aufsuchen, wenn ich denn schon nicht zu ihnen kommen kann. Der Lernprozeß ist hart, zu sehen, wie noch einmal oder auch zweimal nachgefragt wird, ob ich mit ausgehen würde und dann der Kontakt einfach einschläft. Die Motivation, mich bei diesen Leuten zu melden, habe ich nicht. Warum auch, wenn sie nicht mehr Geduld aufbringen, sehe ich hier auch keine gemeinsame Basis mehr.

Es ist nicht nur schwer zu begreifen, daß jemand in so jungen Jahren krank werden kann, auch die Reaktionen der Umwelt sind kaum zu verstehen. Ich fühle mich plötzlich verraten und verkauft. Kein einziger, der Verständnis zeigt, immer nur wieder Nachfragen, ob ich endlich wieder gesund wäre. Lautet die Antwort „Nein", ernte ich Kopfschütteln. Im nächsten Stadium kommen dann ernste Zweifel auf, ob die Krankheit wirklich echt ist oder nur eine Vortäuschung, weil ich keine Lust mehr hätte zu arbeiten.

Wissen die Menschen eigentlich, was sie mir antun, wenn sie so sinn- und verständnislos daherreden? Ich bräuchte gerade jetzt Zuwendung und Ansprache, statt dessen werde ich noch verurteilt.

Inzwischen bin ich immer mehr vereinsamt. In meiner Freizeit ist mein Zuhause praktisch mein einziger Zufluchtsort. Kontakte nach außen gibt es kaum noch. Alle Interessen und Freizeitvergnügungen, die mich früher fesselten, stehen überhaupt nicht mehr zur Diskussion. Alles ist sang- und klanglos untergegangen.

Zwar muß ich zugeben, daß ich ein sehr ungeduldiger Typ bin und alles möglichst schnell in den Griff bekommen möchte, aber ich meine, daß nach fast einem halben Jahr doch einmal eine Besserung eintreten müßte. In letzter Zeit habe ich sogar eher den Verdacht, daß es noch schlimmer wird. Immer und immer wieder frage ich nach, ob nicht noch irgend etwas anderes gemacht werden kann, weil ich das Gefühl habe, daß die ganze Behandlung nicht stimmt. Immer und immer wieder bekomme ich zu hören, wenn ich endlich das Problem zugeben würde, das ich hätte, dann könnte man es lösen, aber ich weiß wirklich nicht, wo ich es suchen soll.

Alle Leute aus der Verwandtschaft und der Nachbarschaft halten mich inzwischen sowieso für verrückt. Alle schütteln den Kopf und können nicht verstehen, was mit mir los ist. Allerdings hat auch keiner eine Lösung parat, geschweige denn etwas von dieser merkwürdigen Krankheit gehört. Ich fühle mich wirklich einsam.

In den vergangenen Wochen habe ich verstärkt auf Fernsehsendungen und Bücher zum Thema „Panik" geachtet. In einer wird ein Buch vorgestellt, das ich mir kaufe und lese. Plötzlich kann ich mir entfernt vorstellen, wie viele Menschen es gibt, die darunter leiden. Auch die Symptome, über die ich immer wieder klage, bekommen einen Sinn.

Der Psychologe und der Neurologe haben mir nach wie vor nicht genau erklärt, was „Panik" eigentlich ist. Der „Erfolg" dieser Taktik läßt dann auch nicht mehr lange auf sich warten.

4. Meine schlimmsten Erfahrungen mit Panik

Als es in den Juni 1989 geht, ist alles noch beim alten. Ich bekomme nach wie vor das Neuroleptikum gespritzt und gehe einmal pro Woche zur Psychotherapie. Außerdem arbeite ich noch immer nur halbe Tage, fahre immer noch mit dem Zug und brauche immer noch vom S-Bahnhof zur Firma ein Taxi, da ich immer noch keine Strecken zu Fuß hinter mich bringen kann. Eine positive Bilanz dieser ganzen Zeit kann ich also beim besten Willen nicht ziehen. Alles ist, wie es war, schlimmer noch, ich merke, wie steil es mit mir bergab geht. Angesprochen darauf, erklären mir die Ärzte, daß es immer mal wieder Krisen geben könnte, die ich halt meistern müßte. Aber mit dieser lapidaren Auskunft weiß ich nicht viel anzufangen.

Im Laufe des Juni habe ich den Eindruck, daß sich ein unsichtbarer Ring um meinen Brustkorb legt, und es wird von Tag zu Tag schlimmer. Erstmalig kommt mir der Gedanke, daß ich vielleicht Probleme mit dem Herzen haben könnte, schließlich ist mein Vater an einem Herzinfarkt gestorben. Dieser Gedanke setzt sich in mir fest und trägt sicherlich dazu bei, daß ich mich immer schlechter fühle. Mehrfach spreche ich die Ärzte darauf an, aber sie meinen immer nur, da müßte ich durch. Weitere Hilfen wollen (oder können?) sie mir nicht geben.

Immer noch laufen die Besuche beim Neurologen so ab, daß ich zuerst stundenlang warten muß, um zu ihm vorgelassen zu werden. Dann begrüßt er mich kurz, lächelt mich freundlich und milde an, fragt wie es mir geht, macht sich einige wenige Notizen. Egal, ob ich sage, es geht mir einigermaßen oder es geht mir schlecht, ob ich von ihm einen Rat brauche oder erwarte, auch wenn ich die Unterhaltung mit ihm einmal vertiefen möchte, was er in keinster Weise zuläßt, er meint immer, so etwas brauche eben seine Zeit. Er gibt mir den Rat, nicht den Mut zu verlieren, sagt, daß ich darauf achten soll, regelmäßig mein Neuroleptikum zu bekommen, und steht dann auf, um mich zu verabschieden. Die Audienz, anders kann ich den Aufenthalt in seinem Sprechzimmer nicht bezeichnen, dauert kaum länger als zehn Minuten, ein richtiges Gespräch hat gar nicht erst die Chance aufzukommen.

Der Psychologe achtet genau darauf, daß die Konsultation bei ihm nicht länger als die veranschlagten 50 Minuten braucht. Bei ihm habe ich zwar die Möglichkeit, die Probleme, die ich mit der Panikerkrankung habe, loszuwerden, aber auch hier erhalte ich nur den Ratschlag, mir selbst Zeit zu geben. Aber wieviel? Genaue Erklärungsversuche, die mir die Symptome der Erkrankung näher bringen könnten, lehnt er die ganze Zeit über ab.
Immer wieder versucht er in mich einzudringen, um in der Kindheit ein massives Erlebnis zu finden, welches er für den Ausbruch der Panikerkrankung verantwortlich machen kann. Als ihm das auch nach Monaten nicht gelingt, konzentriert er sich voll auf meine momentane häusliche Situation. Mit seinen Therapiekonzepten bin ich allerdings völlig überfordert.
Seiner Meinung nach muß auf Biegen und Brechen ein Lebensgefährte für mich herbeigeschafft werden. Ferner soll ich unter allen Umständen ausziehen und mir ein eigenes Leben einrichten.
Aber wie? Schließlich bin ich, außer zur Arbeit, nicht in der Lage, das Haus zu verlassen. Wie sollte ich mich da selbst versorgen? Mir würde jegliche Energie fehlen, auf die Suche nach einer eigenen Wohnung zu gehen. Wer würde für mich einkaufen? Meine Mutter? Dann würde ich ihr noch zusätzliche Arbeit aufbürden, da sie die Einkäufe auch noch in meine

neue Wohnung transportieren müßte. Was ist, wenn ich einen Panikanfall bekomme und mutterseelenallein in einer eigenen Wohnung sitze? Rufe ich dann auch meine Mutter zur Hilfe? Schließlich ist sie die einzige, die den ganzen Tag über erreichbar ist. Alle anderen Leute sind berufstätig.

Auch an die Vorhersage, daß meine Panik spukartig verschwindet, wenn ich erst einen Freund habe und eine eigene Wohnung, mag ich nicht glauben.

Sonst erhalte ich nur höchst unpräzise Angaben, und hier soll das Allheilmittel liegen, das mich von einem auf den anderen Tag kuriert? Was ist mit den Leuten, die einen Freund und eine eigene Wohnung haben und dennoch unter Panikanfällen leiden?

Außerdem gebe ich sehr viel auf meine innere Stimme, und die sagt mir eindeutig, daß hier Skepsis angebracht ist. Irgendwie hätte sie mich doch bestimmt einmal auf die Mißstände in meinem Inneren aufmerksam gemacht, wenn hier die Wurzel allen Übels zu finden wäre.

Für Anfang Juli habe ich eine Woche Urlaub eingeplant und bin froh, als es immer weiter darauf zugeht. Die letzten Tage vorher weiß ich nicht mehr, wie ich die Strecke nach Köln bewältigen soll. Jede Sekunde des Tages stehe ich unter einem fürchterlichen Druck, auf der Stelle umzukippen und einen Herzinfarkt zu erleiden. Das Leben wird für mich zu einer einzigen Tortur. Dazu kommt, daß mein Chef möchte, daß ich wieder ganze Tage arbeite. Er meint, meine Schonfrist sei nun vorbei. Ich weiß aber beim besten Willen nicht, wie ich das bewerkstelligen soll.

Der letzte Tag vor dem Urlaub ist eine einzige Qual für mich. Morgens kann mich meine Mutter nur mit Mühe noch davon überzeugen, arbeiten zu gehen. Ich habe eine solche Angst, daß ich nicht weiß, wie ich die nächste Minute überleben soll. Sie spricht mir Mut zu und verspricht mir sogar noch, mich nachmittags in Köln abzuholen. Außerdem will sie wieder, wie so oft in den letzten Monaten, während der ganzen Zeit, die ich auf der Arbeit verbringe, mehrfach anrufen, um mich aufzumuntern und zu trösten.

ICH BIN FERTIG !!!

Im Urlaub bessert sich mein Zustand kein bißchen, eher wird alles noch schlimmer, und am Ende der Woche fehlt mir jegliche Kraft, die Arbeit wieder aufzunehmen. Ich kann einfach nicht mehr. Auch jetzt erklären mir Psychologe und Neurologe in Gesprächen, daß ich diese Krise aus eigenem Willen und mit eigener Kraft, ohne jegliches fremdes Dazutun, überwinden müßte.

Zuerst aber müßte ich vielleicht auch einmal lernen und begreifen, wie ich aus eigener Kraft eine solche Krise überwinden kann. Um mir das beizubringen, müßten doch eigentlich Neurologe und Psychologe dasein, aber sie verweigern jegliche Kooperation in diesem Punkt.

Am letzten Urlaubstag konsultiere ich meine Hausärztin, Frau Dr. Fischer, weil ich nicht mehr weiß, was ich noch unternehmen kann. Sie ist sehr erschrocken über meinen Zustand und meint, daß ich so mit Sicherheit nicht arbeiten gehen könnte. Das Verhalten des Psychotherapeuten und des Neurologen mir gegenüber kann sie in keiner Weise verstehen und rät mir dringend zu einem Arztwechsel. Zuerst einmal schreibt sie mich für den Übergang krank, teilt mir aber mit, daß ich mir dringend einen neuen Facharzt suchen müßte, weil sie auf Dauer nicht für eine Behandlung zuständig sein könnte. Das sehe ich ja ein. Vorerst setzt sie das Neuroleptikum ab und verschreibt mir ein anderes Arzneimittel, was gegen „Panik" helfen soll. Leider haben wir mit diesem Medikament keinen Erfolg, gegen die Panikanfälle hilft es nicht, und ich nehme innerhalb von knapp drei Wochen sieben Kilo ab.

Gleichzeitig bemühe ich mich um einen neuen Neurologen und Psychologen. Endlich höre ich, durch Zufall, von einem, der sogar auf die Behandlung von Panikanfällen und Phobien spezialisiert sein soll. Ich rufe dort auch gleich an, um einen Termin abzusprechen. Allerdings sind die Wartezeiten relativ lang. So muß ich die Zeit bis dorthin zuerst einmal überbrücken.

Zwischenzeitlich leide ich an massiven Beschwerden. Der

Druck auf meinem Brustkorb ist so stark geworden, daß ich das Haus auf keinen Fall verlasse. Auch werde ich immer sehr unruhig, wenn meine Mutter nach draußen geht. Falls etwas passieren sollte, wäre es mir doch lieber, wenn jemand in meiner Nähe ist. Meine Großmutter liegt zur Zeit im Krankenhaus, und Mutter muß sie natürlich auch betreuen.

Streckenweise bekomme ich Panikanfälle mit starken Taubheitsgefühlen in Armen und Beinen, Hyperventilation, Herzklopfen, Schweißausbrüche, manchmal werde ich um Nase und Mund vollkommen weiß.

Die meisten Tage verdöse ich auf einer Liege, da ich mich kaum traue, mich von der Stelle zu bewegen. Es bereitet mir selbst große Mühe, mich von dort zu erheben, um das Mittagessen einzunehmen. Ich schlinge das Essen herunter, um mich dann sofort wieder an meinen Stammplatz zu begeben. Konzentrieren kann ich mich auf nichts, selbst Kriminalromane, denen sonst meine große Leidenschaft gilt, können mich nicht eine Sekunde ablenken.

Inzwischen bin ich aus meinem Zimmer in das Schlafzimmer meiner Mutter umgezogen, weil ich es dort alleine vor Angst nicht mehr aushalte. Ihr gegenüber gebe ich an, daß es mir in meinem Zimmer zu heiß ist, aber sie hat mich wohl durchschaut.

Eines Morgens übergebe ich mich zum ersten Mal, als ich aufstehen will. Diese Übelkeit am frühen Morgen ist sehr unangenehm. Ich kann mir gar nicht erklären, woher das kommt, aber auch darauf stelle ich mich ein, und stelle mir abends einen Eimer neben das Bett.

Ins Bett gehe ich sehr früh, ich bin froh, wenn wieder ein Tag hinter mir liegt. Bedingt durch dieses neue Übel komme ich morgens allerdings sehr schlecht aus dem Bett.

Bei einem Anfall rufe ich Frau Dr. Fischer an. Meine Mutter ist zur Zeit auf dem Weg ins Krankenhaus und unerreichbar. Es dauert eine Weile, bis ich mit ihr sprechen kann. Jede Sekunde ist mir zu lang und ich verstehe nicht, wie es so lange dauern kann, bis sie endlich zum Telefon kommt. Als ich endlich mit ihr sprechen kann, ist es schon fast wieder vorbei.

An einem Samstag nachmittag erreicht uns die Nachricht, daß der Mann einer Bekannten meiner Mutter in der Nacht zusammengebrochen ist und auf der Stelle tot war. Er litt seit Jahren unter den Folgen eines Schlaganfalls. Das erinnert mich unwahrscheinlich an den Tod meines Vaters vor etwas mehr als drei Jahren.

Als Herr Z. beerdigt wird, habe ich den unangenehmsten Tag meines bisherigen Lebens. Vormittags, während der Beerdigung, bleibt eine gute Freundin bei mir. Sie äußert sich höchst erstaunt über diese, in ihren Augen ungewöhnliche Bitte, bei mir während der Abwesenheit meiner Mutter den Babysitter zu spielen, tut mir aber letztendlich den Gefallen. Während der Zeit, die wir miteinander verbringen, versucht sie mir so gut wie möglich beizustehen und mich auf andere Gedanken zu bringen, leider vergeblich. Sämtliche Ablenkversuche, die sie startet, scheitern. In meinem Kopf ist für nichts anderes mehr Platz als für Panik.

Nachmittags ist meine Mutter wieder zu Hause. Es ist ein Mittwoch, ich fühle mich schlecht und sterbenselend wie nie zuvor. Es ist glühend heiß an diesem Tag und ich weiche meiner Mutter nicht von der Seite, ich verfolge sie regelrecht, da ich keine Sekunde allein sein kann, ständig in der Furcht, es könnte meine letzte sein.

Einmal wagt es meine Mutter, das Haus zu verlassen, sie will nur kurz einkaufen gehen. Ich fühle mich allein gelassen, während ihrer Abwesenheit sitze ich im Flur hinter der Haustür und warte darauf, daß sie zurückkommt.

Im Laufe des Nachmittags wird es immer schlimmer mit mir. Ich bekomme regelrecht Heulkrämpfe. Obwohl meine Mutter alles tut, um mich abzulenken, ist ihre Mühe vergebens. Ich komme da nicht mehr raus. Sogar während des Abendessens muß ich mich erbrechen. Schließlich bin ich so fertig, daß ich meine Mutter bitte, mit mir zum Arzt zu gehen. Sie meint zuerst, wir würden es auch so schaffen, aber ich lasse mich nicht davon abbringen, so daß wir abends um 19.30 Uhr noch den Arzt aufsuchen. Glücklicherweise hat Dr. Stern Dienst, der

gleich um die Ecke wohnt und meinen Zustand bereits kennt.
Er ist äußerst entsetzt über meinen Zustand. Nach einer längeren Unterhaltung macht er den Vorschlag, mir ein Beruhigungsmittel zu spritzen, da ich, wie er meint, so aufgeregt wäre, daß ich mich ansonsten heute nicht mehr beruhigen würde. Mir ist so ziemlich alles egal, Hauptsache, ich sterbe nicht. Daher stimme ich zu. Gleichzeitig gibt er mir noch einen Tranquilizer mit nach Hause. Davon soll ich abends noch eine halbe Tablette nehmen, damit ich überhaupt schlafen kann, und am nächsten Morgen eine Viertel Tablette. Danach soll ich in seine Sprechstunde kommen. Er will mich gründlich untersuchen, um festzustellen, ob ich wirklich Probleme mit dem Herzen habe. Außerdem schlägt er mir vor, mir wieder das Neuroleptikum zu spritzen, damit ich allgemein ruhiger werde und die Anspannung der letzten Wochen von mir abfallen kann. Auch er sieht die Zeit für gekommen, den Arzt zu wechseln, und kann das Verhalten von Neurologen und Psychologen nicht nachvollziehen.
Dermaßen moralisch unterstützt, kann ich mit meiner Mutter wieder nach Hause gehen und mich endlich ein wenig beruhigen.

Tatsächlich bin ich der Meinung, daß das Beruhigungsmittel jetzt eine unwahrscheinliche Wirkung auf mich haben müßte. Deswegen gehe ich sofort zu Bett, da ich erwarte, sonst im Stehen einzuschlafen. In Wirklichkeit ist es jedoch so, daß ich zwar nach einer halben Stunde deutlich ruhiger werde, aber ans Einschlafen bei weitem nicht zu denken ist.

Am nächsten Morgen besuche ich den Arzt in seiner Sprechstunde und wir machen Termine aus für eine genaue Untersuchung, unter anderem mit Belastungs-EKG, Röntgen, Ultraschall und diversen Blutuntersuchungen.
Innerhalb einer Woche sind alle Untersuchungen gemacht, und auf das Neuroleptikum reagiere ich inzwischen wieder. Die Ergebnisse sind alle in Ordnung, bis auf eine zu hohe Blutsenkung, die mich aber schon seit rund zehn Jahren verfolgt. Ich bin beruhigt, daß mein Herz gesund ist. Langsam werden

meine Sorgen, einen Herzinfarkt zu erleiden, geringer. Der Termin bei dem neuen Psychologen ist in den nächsten Tagen.

Für den Übergang schreibt mich der Internist noch einmal krank.

Etwa zu diesem Zeitpunkt erhalte ich die Mitteilung, daß ich ab dem ersten Tag der Krankschreibung keine Lohnfortzahlung, sondern Krankengeld bekomme. Da ich nur halbtags gearbeitet habe, fällt das Krankengeld entsprechend gering aus.

Ich komme mir jetzt wirklich so vor, als ob ich auch noch dafür büßen muß, daß mein erster Neurologe der Meinung war, ich solle nur noch halbe Tage arbeiten gehen. Daß diese Entscheidung nicht einwandfrei war, steht für mich außer Frage. Doch was hätte ich damals machen sollen, noch ganz am Anfang dieser Erkrankung. Da wußte ich noch nicht, worum es ging und was mich erwartete. Ich habe mich wirklich darauf verlassen, daß es sich nur um eine kurze Zeit handeln sollte, in der ich halbtags arbeiten ging und daß danach, nach entsprechender Behandlung, meine Beschwerden weg wären.

Als Beschäftigungstherapie habe ich mich inzwischen unserem Garten zugewandt, den ich fleißig mit Salat und Paprika bepflanzt habe. Da mein Handlungsspielraum zur Zeit sehr eingeschränkt ist, sehe ich hier eine Betätigungsmöglichkeit für mich, um in Momenten, in denen ich mich besser fühle, sinnvoll zu wirken.

5. Neuer Psychologe - neues Glück?

Bei meinem ersten Besuch bei dem neuen Psychologen, Herrn Mey, bin ich noch ziemlich fertig mit der Welt. Meine Mutter geht ausnahmsweise mit rein, weil ich mich doch noch immer sehr unsicher fühle.

Herr Mey hat anscheinend tatsächlich mehr Ahnung von der Sache. Er stellt sehr gezielte Fragen und macht sich in der ersten Stunde eine ganze Menge Notizen. Danach macht er sich die Mühe, mir zuerst einmal zu erklären, was Panik ist und welche Vorgänge sich dabei in meinem Körper abspielen. Ich hatte ja bisher nur eine sehr diffuse Vorstellung, was da los ist, und glaubte, bei jeder Kleinigkeit sofort zu sterben.

Zum ersten Mal merke ich, daß ich anfange zu begreifen, welche Vorgänge sich in meinem Körper in Gang gesetzt haben. Auch die Zeichen, die ich immer mit schweren körperlichen Erkrankungen in Verbindung bringe, erhalten durch ihn eine völlig neue Dimension.

Ich höre, daß sich bei einem Panikanfall eine Art Fluchtreaktion im Körper abspielt. Der erhöhte Herzschlag bedeutet „nur", daß der Körper sich darauf vorbereitet, die Flucht anzutreten. Den Schwindelanfall bekomme ich, weil aus dem Gehirn Signale gegeben werden, aus allen „überflüssigen" Körperteilen das Blut abzuziehen und in die Körperteile umzuleiten, die für eine sofortige Flucht lebensnotwendig sind. Ebenso erfahre ich, daß die Taubheitsgefühle durch eine Hyperventilation ausgelöst werden, eine Art von zu flacher Atmung, dadurch erhält der Körper nicht mehr genügend Calcium und die Taubheit kann sich ausbreiten.

Warum nur konnte mir sein Kollege und Vorgänger nicht schon vor langer Zeit solche Erklärungen geben? Ich bin überzeugt, daß ich dann nicht soviel hätte durchmachen müssen, mir sogar die schlimmen Erfahrungen der letzten Zeit hätten erspart bleiben können. Vielleicht wäre es dann auch möglich gewesen die Symptome abzufangen, so daß sich der Prozeß nicht dermaßen hätte verselbständigen können. Möglicherweise wäre ich dann heute nicht so instabil und bräuchte nicht für jede Kleinigkeit auf die Hilfe anderer zurückzugreifen.

Zwar läßt er sich nichts anmerken, ich spüre aber doch, daß auch Herrn Mey die Behandlungsmethoden seines Kollegen etwas in Erstaunen versetzen. Schließlich bin ich jetzt fast ein halbes Jahr regelmäßig einmal pro Woche zu ihm gegangen und weiß so gut wie nichts über meine Krankheit.

Als ich die Praxis verlasse, fühle ich mich ein bißchen wohler und vor allen Dingen erheblich mehr verstanden als zuvor. Neue Hoffnung keimt in mir, in absehbarer Zeit wieder gesund zu werden.

Im Lauf der Zeit lerne ich auch den Neurologen kennen, der im gleichen Haus tätig ist. Er schreibt mich weiterhin krank und verordnet mir neben dem Neuroleptikum ein leichtes Anti-Depressivum. Damit geht meine morgendliche Übelkeit weg. Inzwischen weiß ich, daß diese nur eine Angst vor dem neuen Tag war. Es hat mir hierbei vor lauter Sorgen den Magen abgeschnürt. Aber wenn ich nicht weiß, was sich während eines Panikanfalls abspielt, vor allem im eigenen Körper, wie soll ich dann die Zusammenhänge begreifen?
In dieser Praxis herrscht eine erheblich angenehmere Atmosphäre. Es gibt keine langen Wartezeiten, es ist dort kein so großer Menschenauflauf, wie ich ihn bisher gewöhnt war.
Vor allen Dingen ist es eine große Erleichterung, daß die Termine ziemlich genau eingehalten werden. Besonders da ich noch immer gebracht und geholt werden muß, ist es für denjenigen, meistens meine Mutter, erheblich einfacher.
Allerdings empfinde ich es als etwas unangenehm, immer nur die abgesagten Termine der anderen Patienten zu erhalten. Zwar ist das regelmäßig der Fall, jedoch stehe ich mehr oder weniger immer sprungbereit und warte darauf, angerufen zu werden. Herr Mey ist ein so vielbeschäftigter Mann, daß er einen auf Monate im voraus gefüllten Terminkalender hat und erst im nächsten Jahr bereit ist, mir feste Termine einzuräumen (wir haben gerade Juli!).
Ich lasse mich jetzt auf diese etwas merkwürdige Regelung ein, weil ich mich einfach besser verstanden fühle und froh bin, mit jemandem mit Fachkenntnissen das Thema Panik diskutieren zu können. Außerdem hoffe ich natürlich immer darauf, hier endlich an der richtigen Stelle gelandet zu sein, so daß mir geholfen werden kann.

Die ersten Stunden verbringt der Psychotherapeut damit, mich genau aufzuklären und gezielte Fragen nach der Panik bei mir zu stellen. Auch er sucht allerdings wieder nach einem Problem, daß ich seiner Meinung nach haben muß. Aber auch hier kann ich ihm mit keinen näheren Auskünften dienen.

Er geht jedoch deutlich besser auf mich ein. Wenn ich mal wieder mit meiner Panik zu kämpfen habe, kann ich ihm die Situation genau schildern, und er gibt mir Tips, wie ich mich unter Umständen besser und sinnvoller verhalten kann. Mit genaueren Informationen zum Thema Panik ausgestattet und zusätzlich mit seinen Hinweisen versehen, bekomme ich doch ein anderes Bild von der ganzen Angelegenheit.

Er erläutert mir auch, daß ich mich einer Situation stellen muß, daß ich die Panik vor Ort, da, wo ich sie bekomme, aushalten muß. Je öfter ich das schaffen würde, so prophezeit er mir, desto mehr würde mein Körper daraus lernen und erst gar nicht wieder in den erneuten Zustand von Panik verfallen. Wie ich das bewerkstelligen soll, ist für mich in der Praxis nicht leicht nachzuvollziehen, schließlich ist es ein innerer Impuls, der mich davon überzeugen will, sofort zu flüchten und mich in Sicherheit zu bringen.

Nach einigen Stunden möchte Herr Mey dann auch mit mir einmal vor Ort üben gehen, das heißt, er will mich in eine Situation bringen, in der viele Leute sind. Er geht hierbei schrittweise vor. Zuerst begleitet er mich, und im Lauf der Zeit verzieht er sich dann und läßt mich immer länger alleine.

Hierfür sucht er einen sehr großen Supermarkt aus. Anfänglich irritiert mich hier alles, das künstliche Licht, die vielen Leute, die, zumeist in Eile, um mich herum zu sehen sind. Es beruhigt mich in gewisser Weise, daß er mir zutraut, diese Situation zu meistern. Jedoch bin ich inzwischen so verunsichert und ängstlich geworden, daß ich glaube jede Sekunde umzufallen und zu sterben. Es gelingt mir nur unter einer sehr großen inneren Anspannung, die Situation durchzustehen. Das Gefühl, das ich es geschafft habe, will nicht bei mir aufkommen. Herr Mey behauptet nichtsdestotrotz, daß in mir irgendwann dieses Gefühl erwachen wird. Ich bleibe skeptisch. Vielleicht weil ich nicht richtig daran glaube oder mir mein Innerstes sagt, daß es das nun doch noch nicht ist.

Nach einer gewissen Zeit sind auch Erfolge zu sehen. Ich bewege mich sicherer in der fremdem Umgebung. Inzwischen konnte ich das Neuroleptikum auch für längere Zeit absetzen.

Etwa im Oktober bittet mich mein Arbeitgeber zu einem Gespräch. Ich ahne schon, was mich dort erwarten wird. Sicherlich beabsichtigt er mir beizubringen, daß man mir kündigen will. Nachdem ich auf mehrere Nachfragen der Firma immer noch keinen Anhaltspunkt geben konnte, wann mit meiner endgültigen Gesundung zu rechnen ist, habe ich bereits bemerkt, daß die Geduld meines Chefs sich ihrem Ende nähert.

In gewisser Weise verspüre ich sogar ein Gefühl der Erleichterung hierbei. In den vergangenen Monaten hatte ich schließlich sehr viel Zeit nachzudenken und kann mich nicht erinnern, von seiten meines Chefs und seiner engsten Mitarbeiter je ein Wort des Mitgefühls gehört zu haben. Es herrscht dort wirklich eine kalte Atmosphäre, und ob ich in die zurückkehren möchte, bezweifele ich stark.

Dieses Mißtrauen, welches sie mir entgegengebracht haben, ist für mich nicht leicht zu verkraften, da ich wirklich nicht zu den Menschen gehöre, die sich vor der Arbeit drücken oder auf Kosten anderer leben wollen. Es war immer sehr angenehm für mich, für mich selbst sorgen zu können.

Ich sitze den Herren aus der Personalabteilung gegenüber, und es geht, wie ich dachte, um meine Entlassung. Sie versuchen mir das schonend beizubringen und die Gründe der Firma offenzulegen. Schließlich, so teilen sie mir mit, könne ich bis jetzt keine Angaben machen, wann ich wieder gesund und einsatzfähig sei und an meinen angestammten Arbeitsplatz zurückkehren könne. Außerdem würden sie auch dann noch nicht wissen, ob ich wieder voll einsatzfähig sei oder ob auch weiterhin mit Ausfallzeiten zu rechnen wäre. Das könnte sich die Firma auf Dauer nicht leisten.

Bei diesen Worten muß ich grinsen. Schließlich handelt es sich um eine sehr große Firma. Ich hätte Verständnis, wenn ich diese Worte aus dem Mund des Chefs einer kleinen Firma vernommen hätte, aber hier erscheint es mir wie blanker Hohn.

Da ich innerlich bereits mit meinem Arbeitsplatz abgeschlossen habe, gebe ich keine größeren Einwände von mir. Lediglich um das Datum, wann das Vertragsende in Kraft tritt, gibt es eine Diskussion, der Termin wird auf ein Datum in mehr als acht Monaten gelegt. Dies, so hoffe ich, gibt mir endgültig Zeit, um mich zu regenerieren und mir eine neue Stelle zuzulegen, am besten näher an meinem Wohnort.

Der Zustand meiner Großmutter verschlechtert sich zu diesem Zeitpunkt, und ich habe das Gefühl, bei mir fängt wieder alles von vorne an.

Herr Mey bringt wenig Verständnis für mich auf. Er meint, nicht meine Großmutter täte mir leid, sondern ich mir selbst. Wenn ich mich jetzt irgendwo weit weg befände, zum Beispiel in Australien, würde ich das alles nicht so mitbekommen.

Ein Gefühl der Enttäuschung macht sich in mir breit. Ich hatte gedacht, daß ich endlich richtig angenommen würde. Schließlich soll mein Therapeut auch die Funktion erfüllen, meine Probleme mit mir zu teilen und mir bei deren Lösung behilflich zu sein. Zwar sucht er immer noch nach einem maßgeblichen Ereignis in meinem Leben, aber hier zeigt er mir keine Lösungsmöglichkeiten auf.

Ja, ich habe zumindest Verständnis erwartet, einen Menschen, der die Probleme, die mich betreffen, aufnimmt und versucht, sie zusammen mit mir zu lösen. Ich bin bitter enttäuscht, als ich feststellen muß, daß ich hier keinen Halt bekomme. Immer und immer wieder sucht Herr Mey, wie schon sein Vorgänger, nach einem Problem in meiner Kindheit und jetzt, wo ich ein offensichtliches Problem habe, daß ich gerne besprechen möchte, blockiert er.

In der Zwischenzeit hat sich mein Umfeld sehr stark verkleinert. Früher gab es erheblich mehr Leute, mit denen ich zumindest zeitweiligen Kontakt hatte und wo dementsprechend auch die unterschiedlichsten Gesprächsthemen behandelt wurden. Heute gibt es nur noch wenige Freunde, die bereit sind, die Panik in gewisser Hinsicht mit mir zu teilen und sei es nur dadurch, daß sie mich zu Hause aufsuchen und eine gewisse Zeit mit mir verbringen.

Außerdem würde ich die ganze Situation zu Hause sicherlich nicht als so belastend empfinden, wenn ich noch berufstätig

wäre. So aber erlebe ich das ganze Siechtum meiner Groß-
mutter hautnah, die Sorgen und Belastungen, die hieraus für
meine Mutter entstehen und auch die Reaktionen der anderen
Angehörigen.
Nach einigen Wochen benötige ich erneut Medikamente, die
Unruhezustände sind wieder da.

Es geht auf Weihnachten 1989 zu und der Zustand meiner
Großmutter verschlechtert sich immer mehr. Wir bereiten uns
langsam darauf vor, daß sie uns wohl verlassen wird. Meine
Mutter ist dadurch besonders angespannt, da sie sehr viel Zeit
mit der Pflege und Betreuung meiner Großmutter verbringt.
Wenige Tage vor Weihnachten habe ich den letzten Termin
beim Psychologen in diesem Jahr und da er nach wie vor kein
Verständnis für mich aufbringt, stellt sich mir die Frage, ob ich
mir noch einmal einen neuen Psychologen und damit auch
Neurologen suchen soll. Ich möchte mir das überlegen und
zwischen Weihnachten und Neujahr eventuell aktiv werden in
dieser Sache.
Außerdem bekomme ich nach wie vor bei Herrn Mey keine festen Termine, sondern nur die abgesagten von anderen Patienten. Ich denke, daß ich nach einem halben Jahr Anspruch
habe, einen festen Platz in seinem Terminkalender zu erhalten.
Diese festen Termine sagt er mir dann auch für das nächste
Jahr zu, vorausgesetzt, ich besuche ihn weiterhin. Bei einer
weiteren Nachfrage heißt es dann aber, daß es doch ausreichen würde, wenn ich die abgesagten Termine erhalte. Mir
aber reicht genau das nicht. Immer muß ich dann auf Abruf
bereit stehen, was in der momentanen Situation auch für
meine Mutter eine große Belastung darstellt, da sie jeweils für
die Zeiten ihrer Abwesenheit jemand anderen zu meiner Großmutter bitten muß.

Meine Großmutter liegt fast nur noch im Bett. Kaum einmal,
daß sie es verläßt. Inzwischen haben wir ihr komplettes
Schlafzimmer nach unten geholt, da sie uns so durch Zurufe
jederzeit erreichen kann. Wir sorgen dafür, daß immer jemand

im Haus ist.

Abends, zum Fernsehen, setze ich mich öfters zu ihr. Sie redet zwar kaum noch, aber ich denke, daß ihr die Anwesenheit einer Person gut tut. Es ist jedoch schwer, das für einen anderen zu beurteilen. Auf der einen Seite will man diesem Menschen eine Freude machen, auf der anderen Seite weiß man aber gar nicht, was ihm gut tut und war er will, solange er sich nicht äußert.

Der Bruder meiner Mutter mit Familie kommt sehr häufig zu Besuch, wir alle wissen, daß es wohl nicht mehr lange dauern wird, aber es ist ein entsetzlicher Zustand. Das Siechtum meiner Großmutter ist nur schwer zu ertragen. Der Arzt kommt inzwischen fast täglich ins Haus. Schließlich soll Großmutter optimal betreut werden und der Arzt möchte auch regelmäßig nachfragen, ob sie Schmerzen verspürt, die er dann lindern könnte.

Meine Großmutter beteuert jedoch, daß sie keine Schmerzen habe, so daß wir wenigstens in diesem Punkt beruhigt sein können, aber die ganze Situation zerrt selbstverständlich an den Nerven aller.

6. Der dritte und letzte Versuch?

An Weihnachten denke ich wirklich lange über mich nach und entscheide, mein Glück noch einmal bei einem anderen Psychologen und damit auch Neurologen zu versuchen. Diesmal meine ich schlauer zu sein. Inzwischen habe ich mir ein weiteres Buch zum Thema „Panik" zugelegt, darin sind auch Tips, wie man den richtigen Arzt für dieses Problem findet. Hier gibt es auch den Hinweis, daß vielfach in Unikliniken eine eigene Angstambulanz eingerichtet wäre. Dort gibt es Ärzte, die sich praktisch mit nichts anderem beschäftigen als mit Patienten mit Panikattacken.

Zuerst versuche ich mein Glück mit den Unikliniken in Köln

und Aachen, habe hier jedoch keinen Erfolg.

Schließlich lande ich bei der Poliklinik der Nervenklinik in Düsseldorf. Ich denke, daß diese noch nicht allzu weit entfernt ist und wir schließlich genügend Verwandtschaft dort in der Umgebung haben.

Bei einem ersten Anruf habe ich sofort Glück. Ich werde mit Dr. Frank, einem Neurologen, verbunden, der intensiv in dieser Angstambulanz arbeitet und auch, wie mir scheint, viel Ahnung hat. Ich telefoniere eine ganze Weile mit ihm, erhalte sogar am ersten Arbeitstag im Januar dort einen Termin und habe den Eindruck, daß ich an einer sehr kompetenten Stelle gelandet bin.

Da es meiner Großmutter inzwischen sehr schlecht geht, kann meine Mutter mich nicht zu dem Termin nach Düsseldorf fahren. Mein Onkel erklärt sich aber bereit, mich am Vortag mitzunehmen, so daß ich bei ihm übernachte und gleich morgens den Termin bei dem Neurologen wahrnehmen kann. Eigentlich ist mir das nicht so recht, da es mir viele Probleme bereitet, mich außer Haus aufzuhalten, aber ich habe keine andere Wahl. Allerdings waren alle ganz irritiert, als ich ihnen erklärte, daß ich die Poliklinik in Düsseldorf wegen meines Problems konsultieren möchte.

Nach einer kürzeren Wartezeit werde ich bei dem Arzt vorgelassen und unterhalte mich eine Weile intensiv mit ihm. Dr. Frank macht einen wirklich fähigen Eindruck auf mich und scheint von der Materie „Panik" eine Menge Ahnung zu haben. Nach einem Gespräch von fast einer Stunde, in dem er mich sehr intensiv befragt und ich ihm auch detailliert Auskunft gebe über meine bisherigen Therapieversuche, sind wir uns einig geworden, daß ich mit meiner Behandlung in der Uniklinik Mitte Januar mit drei Tagen im Schlaflabor beginne, weil dort auch geforscht wird, um die Ursachen der Angst zu ergründen. Danach bekomme ich von ihm ein anderes Anti-Depressivum, womit sehr gute Erfahrungen in der Panikbehandlung gemacht worden sein sollen. Außerdem setzt im Lauf der Zeit eine weitere Psychotherapie an, da das Medikament logischerweise nicht auf immer und ewig verabreicht werden kann und ich ja auch wieder von meinen Panikanfällen befreit werden soll. Ich bin jedenfalls beruhigt, daß der Arzt mich als nicht so schlimmen Fall bezeichnet. Das gibt mir doch noch die Hoffnung, früher oder später alles in den Griff zu bekommen.

Also ziehe ich zusammen mit meinem Onkel beruhigt wieder ab, und er bringt mich im Laufe des Tages noch nach Hause.

Die Zeit bis zu meinem Aufenthalt im Schlaflabor vergeht nur langsam. Die Anspannung, die zu Hause herrscht, überträgt sich natürlich auch auf mich. Mit meiner Panik habe ich wieder sehr massiv zu kämpfen. Den Vorschlag des Arztes, die Wartezeit in der Uniklinik zu verbringen, lehne ich jedoch ab. Wenn ich schon mit meiner Panik zu kämpfen habe, dann möchte ich das wenigstens in einer mir vertrauten Umgebung machen. Hier fühle ich mich immer noch am sichersten. Zur Umstellung auf die Uniklinik mit den vielen Menschen fehlt mir jeglicher Nerv.

Anderthalb Wochen nach dem Gespräch kann ich ins Schlaflabor kommen. Auch das ist mir mal wieder ganz schön suspekt, so weit weg von zu Hause, und meine Mutter kann mich wieder nicht abends bringen und morgens zumindest abholen, da sich der Zustand meiner Großmutter noch weiter verschlechtert hat. Also rollt mein Onkel wieder an und holt mich ab, bis zum Abend werde ich bei meinem Cousin zwischengeparkt, der sich bereit erklärt hat, sich um mich zu kümmern.

Ich finde es echt toll, daß die Verwandtschaft sich so spontan bereit erklärt hat, mich zu unterstützen und mich bei meinen weiteren Versuchen, meine Schwierigkeiten in den Griff zu kriegen, nicht im Stich läßt.

Meine Nervosität und Anspannung erreicht einen neuen Höhepunkt, als ich die Uniklinik betrete. Mein Cousin, der mich dorthin begleitet hat, muß irgendwann die Klinik verlassen. Jetzt fühle ich mich dort vollkommen allein und ohne jegliche Bezugsperson. Ich flüchte mich in den äußersten Teil des Korridors, wo außer mir fast niemand ist. Öffnet sich dennoch eine Tür, schießt sofort das beklemmende Gefühl der Platzangst in mir hoch. Die sterile Krankenhausatmosphäre macht mir zusätzlich zu schaffen. Es bereitet mir auch Schwierigkeiten zu sehen, daß es dort geschlossene Abteilungen gibt, die die Patienten, die dort untergebracht sind, nur mit einer Aufsichtsperson verlassen dürfen.

Ich frage mich, welches Schicksal hinter dem jeweiligen Menschen wohl stehen mag. Dann kommt doch ein Gefühl der Dankbarkeit auf, daß ich nicht so schwer betroffen bin. Schließlich steht es mir frei zu kommen und zu gehen, wie ich es mag und wie es mir beliebt.

Wenn ich nicht so mit der Panik zu kämpfen hätte, würde ich den Aufenthalt im Schlaflabor sogar als unterhaltsam und interessant bezeichnen. Ich empfinde es faszinierend, was die heutige Wissenschaft mittels ihrer vielen Apparate und medizinischer Geräte zu leisten vermag.

Die ganze Nacht über bin ich an Geräte angeschlossen, die ein EEG aufzeichnen. Überwacht werde ich mit einem Monitor. Draußen sitzen Studenten, die diesen Job machen. In meiner Akte ist extra ein Zettel befestigt mit der Bitte, mich zu beruhigen, falls ich unter Panikattacken leiden sollte. In der zweiten Nacht läuft zusätzlich noch ein EKG, außerdem wird gemessen, ob ich regelmäßig und tief genug atme. Morgens bekomme ich ein kräftiges Frühstück und werde zu einer Blutabnahme und zu einem sogenannten Brain Mapping geschickt. Hierbei werden eine Art „bunte Bilder" der einzelnen Gehirnteile von einem Computer aufgezeichnet. Diese geben dem Neurologen Aufschluß darüber, ob das Gehirn richtig funktioniert.

Die restlichen Tage verbringe ich bei zwei Onkeln in der Umgebung oder bei meinem Cousin. Alle geben sich wirklich viel Mühe, aber die Panik macht mir schwer zu schaffen.

Ein Onkel nebst Tante weiß gar nichts mit mir anzufangen und überläßt mir den Tag über ein Zimmer in seinem Haus inklusive Fernseher, eine weise Entscheidung. Solange ich allein bin, fühle ich mich noch am wohlsten.

Ich bin froh, wenn sie mich alle in Ruhe lassen und nicht versuchen, mich krampfhaft in Gespräche zu verwickeln. Es wäre schade, wenn sie das als Desinteresse auslegen würden, aber mir ist nicht nach Unterhaltung zumute. Ich bin schon froh, wenn ich die Zeiten im Schlaflabor heil überstehe. Außerdem muß ich für die Untersuchungen auch noch mutterseelenallein durch die Klinik wandern, das kostet Kraft und verlangt eine unwahrscheinliche Portion Mut von mir.

Das Ergebnis der Untersuchungen im Schlaflabor habe ich übrigens bis heute nicht erhalten. Die aufsichtführende Ärztin während meiner Zeit dort hat meine Unterlagen in meinem Beisein durchgeblättert und mir erklärt, daß ihrer Meinung nach alle Messungen in Ordnung wären, das genaue Resultat würde ich aber erst zu einem späteren Zeitpunkt erhalten.
Obwohl ich die folgenden drei Jahre regelmäßig nachfrage, bekomme ich immer nur ausweichende Antworten, die für mich wie eine Art Hinhaltetaktik wirken. Nicht etwa, weil der Befund schlecht ist, nein, der Arzt hat einfach kein Interesse, die Unterlagen noch einmal hervorzuholen bzw. sich die Mühe zu machen, in der entsprechenden Abteilung nachzufragen. Ich würde es einfach als eine Art von Gedankenlosigkeit der Ärzte bezeichnen. Es besteht wohl die Hoffnung, daß ich irgendwann aufgebe und nicht weiter nachfragen werde.

Als es endlich geschafft ist, bin ich froh und ziehe mit dem neuen Anti-Depressivum nach Hause. Vier Tage später stirbt meine Großmutter an einem frühen Montag morgen. Für alle Familienmitglieder ist das eine harte Zeit. Am Freitag wird sie beerdigt und ich schaffe es sogar, am Begräbnis teilzunehmen.
Das hinterläßt ein positives Gefühl in mir. Nicht, weil ich mich hierzu überwunden habe, sondern, weil es mir dadurch möglich war, meine Oma auf ihrem letzten Weg ein Stück zu begleiten.
Der Tag ist trübe, grau und nebelig und unterstreicht dieses Abschiednehmen.

Bei meiner Cousine Karin kehrt in etwa zum gleichen Zeitpunkt der Krebs zurück. Jetzt können ihr die Ärzte eine Brustamputation mit anschließender Chemotherapie nicht mehr ersparen. Sie hat damit massive Probleme, und alle in der Familie hoffen, daß sie den Kampf dieses Mal endgültig gewinnt.

Jedoch bilden sich in immer kürzeren Abständen neue Krebs-knoten. Zu diesem Zeitpunkt beginnt sie mit einer alternativen Behandlung, die anfänglich auch deutliche Erfolge zeigt.

Inzwischen habe ich mich daran gewöhnt, das Medikament zu nehmen, und es bekommt mir bis hierhin gut. Einmal wöchent-lich fahre ich in die Uniklinik, um mit Dr. Frank zu sprechen. In gewissen Abständen wird wieder ein Brain Mapping gemacht, sowie der Medikamentenspiegel im Blut untersucht. Alles ver-läuft nach Plan.

Nach vier bis fünf Wochen verspüre ich eine deutliche Besse-rung meiner Panik und meiner Phobien. Ich traue mich, das Haus für kurze Zeit allein zu verlassen und betrete erstmals seit langem wieder Geschäfte. Es freut mich sehr, daß ich wieder unter Menschen gehen kann und ich fühle mich gleich viel wohler. Offensichtlich scheint das Medikament zu wirken. Vor allen Dingen gibt es mir ein Stück des bereits verloren ge-glaubten Selbstbewußtseins zurück. Auch diese Abhängigkeit von anderen Menschen geht damit ein Stück verloren, was natürlich nur als positiv zu bezeichnen ist. Wer fragt schon gerne nach jeder Kleinigkeit?

Es ist einfach schön wieder auf die Straße unter Menschen zu gehen, auch die vielfältigen Eindrücke, die ich von draußen nach drinnen in meine kleine Welt mitbringen kann, lenken mich ein wenig ab. Ich bekomme Interesse, das eine oder an-dere auszuprobieren und bin sehr stolz, wenn ich es schaffe.

Jetzt merke ich erst richtig, wie es wieder werden kann, wenn ich es schaffe, die Panik zu besiegen.

Etwa im März beginnt die begleitende Psychotherapie. Leider war sie nicht zu einem früheren Zeitpunkt möglich, da sich die Therapeutin, Frau Groß, noch im Mutterschaftsurlaub befand. Frau Groß ist von allen drei Psychologen, die ich bisher ken-nengelernt habe, die beste.

Allerdings geht auch sie wieder auf die Jagd nach versteckten Problemen, die irgendwo in meinem Unterbewußtsein verankert sein müßten. Auch sie glaubt, daß ich etwas verberge. Wenn ich nur wüßte, was das sein soll. Fast eineinhalb Jahre habe ich schließlich genügend Zeit zum Nachdenken gehabt, die zündende Idee ist mir dennoch nicht gekommen. Inzwischen habe ich fast die ganze Verwandtschaft befragt, aber niemand kann sich an irgend etwas erinnern.

Durch die Gespräche mit der Psychologin erreiche ich dennoch ein erheblich sichereres Verhalten und kann mich unter Menschen freier bewegen.

Frau Groß hat deutlich mehr Ahnung und Verständnis von Panikattacken und damit verbundenen Phobien als ihr erster Kollege. Sie spricht mir immer wieder Mut zu, gewisse Sachen zu wagen, und es ist ein erhebendes Gefühl, wenn das, was ich mir vorgenommen habe, auch gelingt.

Es sind eigentlich Kleinigkeiten, die für den Normalbürger einfach zu handhaben sind, die einem dieses Empfinden vermitteln. Mal schaffe ich es, allein ins Kino zu gehen, ohne Platzangst zu bekommen, mal gehe ich in den Supermarkt gleich um die Ecke und kaufe mir meine Süßigkeiten oder Zeitungen selbst. Dinge, die man macht ohne darüber nachzudenken, die für mich jedoch mit großen Schwierigkeiten verbunden sind.

Es gelingt mir jedoch in keiner Situation die Panik völlig abzuschütteln und einfach für ein paar Stunden zu vergessen.

Neurologe und Psychologin versuchen mich diesbezüglich zu beruhigen, daß das alles nur eine Frage der Zeit sei.

Allerdings warte ich schon zu diesem Zeitpunkt auf ein einschneidendes Ereignis, das mir den Weg aus der Krise zeigt. Ich bin der Meinung, daß es irgendwann eine Art „Bingo" geben müßte, und daß ich danach eine andere Einstellung zu mir, meinem Leben und meiner Panik bekäme.

Diese Theorie lehnen aber sowohl Dr. Frank, als auch Frau Groß als völlig absurd ab. Sie glauben, daß der Weg nur über eine konstante Festigung der Persönlichkeit verlaufen kann.

Inzwischen sind sie dazu übergegangen zu glauben, daß es vielleicht nie gelingen wird, die Ursache meiner Panikattacken herauszufinden. Sie sind der Meinung, daß irgendwann einmal eine Erinnerung hätte in mir aufsteigen müssen, so daß sie dann einen Ansatzpunkt für die weitere Behandlung gehabt hätten. Immerhin sind sie soweit, mir endlich zu glauben, daß ich ihnen nichts verschweige. Letztendlich würde ich in diesem Fall nur und ausschließlich mir selbst schaden.

Die Uniklinik arbeitet mit einer völlig anderen Methode der Angstbehandlung. Hierbei muß ich eine Art von Tagebuch führen, wann, wo und wie ich unter Panik gelitten habe. Danach bespreche ich die Situationen mit der Psychologin, und wir unterhalten uns darüber, wie ich eine ähnliche Situation in der Zukunft besser aushalten kann.
Auch empfiehlt sie mir kommende, vorhersehbare Ereignisse praktisch schon im voraus zu durchleben und mir die mögliche Situation zu suggerieren, so daß ich die Szene gelassener angehen kann, wenn sie wirklich eintrifft.
In manchen Sitzungen bei ihr durchlebe ich Situationen in Gedanken, die sie mir aufzeigt. Sie führt mich dann mit ihrer Stimme durch diese, um mir zu zeigen, daß ich zumindest in Gedanken die Szene angstfrei durchleben kann. Hierdurch erhofft sie sich, mir weiteren Mut und Selbstvertrauen zu geben.

Mit meinem Zustand bin ich generell weiterhin zufrieden, allerdings hatte ich gehofft jetzt endlich die Kurve zu kriegen und einen deutlichen Aufschwung zu erleben. Natürlich mache ich mir auch Gedanken, wie es werden soll, wenn das Medikament abgesetzt wird, ob dann alles wieder von vorne beginnt, oder mein Zustand stabil bleibt.
Eine unerwünschte Nebenwirkung hat das Medikament ja doch. Mehrfach muß ich den Zahnarzt konsultieren, weil mir Stücke aus den Zähnen brechen. Laut dem Neurologen besteht hier kein Zusammenhang, dieser ist jedoch im Beipackzettel beschrieben.

Trotz aller Bemühungen ist es mir nicht gelungen, mit weiteren Panikpatienten einen dauerhaften Kontakt herzustellen. Lediglich mit Joana, die allerdings sehr weit entfernt wohnt, tausche ich regelmäßig Erfahrungen aus. Die Bekanntschaft mit allen anderen belastet mich zu sehr. Es ist schwer die eigene Panik zu verstehen und zu versuchen, sie in den Griff zu bekommen. Wenn andere dann auch noch versuchen, ihre negativen Erfahrungen loszuwerden und sich in Schilderungen ergehen, die wie ein Horrorfilm wirken, so übersteigt das meine Kräfte bei weitem.

Außerdem sind sich auch hier wieder alle sicher, daß ich ein negatives Kindheitserlebnis stark verdrängt habe und versuchen, mich davon zu überzeugen, daß ich so lange in mir bohren muß, bis ich es gefunden habe. Sie hegen eine ähnliche Meinung wie bisher Neurologen und Psychologen, daß ich dieses entweder so gut verdrängt habe oder aber mich bewußt weigere darüber zu sprechen. Mir ist dagegen immer noch nicht bekannt, um was es sich hierbei handeln soll.

Es ist schon ein schwieriges Thema, wenn Ärzte diese Meinung haben, aber in meinem privaten Umfeld möchte ich diese Diskussionen nicht noch ein weiteres Mal führen. Außerdem mache ich die Erfahrung, daß viele gar nicht richtig versuchen, ihr Leben wieder in den Griff zu bekommen. Sie erklären mir, daß sie bereits vieles versucht haben, aber nichts den gewünschten Erfolg brachte. Daraufhin haben sie sich quasi in ihr Schicksal ergeben und machen auch reichlich Gebrauch von Beruhigungsmitteln oder von Alkohol, was ich nun wirklich ablehne.

Andere wiederum stürzen sich in eine übersteigerte Hektik hinein. Sie versuchen die Panik dadurch zu vergessen, daß sie keine Zeit mit sich selbst verbringen und nur unterwegs sind und versuchen sich Anregungen von draußen zu holen.

Das ist alles nicht meine Art mit der Panik umzugehen. Ich will auf jeden Fall versuchen, irgendwann wieder ein Leben ohne Angst zu führen. Ob mir das gelingt, das ist natürlich eine andere Frage. Auch will ich mich nicht in ein Ablenkungsmanöver nach dem anderen stürzen oder gar anfangen Alkohol oder Tabletten als Lösungsmittel zu benutzen.

So beschließe ich mich weiterhin unter „normalen" Menschen zu bewegen. Vielleicht lerne ich durch Zufall mal jemanden kennen.

Anfang des Jahres 1990 mache ich die Bekanntschaft von

Peter. Er hat von Anfang an sehr viel Verständnis für meine Problematik und akzeptiert auch meine vielen Arztbesuche. Er unterstützt mich sogar insofern, als er mich zu den Arztterminen begleitet.

Auf das von den Ärzten angekündigte spurlose Verschwinden meiner Panik, nachdem ich nun endlich den von ihnen heiß ersehnten Freund habe, warte ich allerdings vergeblich. Mein Zustand bessert oder verschlechtert sich hierdurch in keinster Weise.

Zwei Monate nach unserem Kennenlernen beschließen wir, gemeinsam in Urlaub zu fahren. Zuerst wollen wir meine Verwandtschaft in Sachsen besuchen. Dorthin soll es mit dem Zug gehen. Ich freue mich sehr darauf, sehe ich doch hierin einen weiteren Fortschritt.

Die Fahrt und der Aufenthalt verlaufen sehr angenehm. Die Panik macht mir keine größeren Probleme, und wir machen mit meiner Familie einige Ausflüge in die Umgebung. Im großen und ganzen ist es wirklich eine gelungene Woche.

Schon kurz danach verreisen wir ein weiteres Mal. Zwar soll es „nur" in das benachbarte Ausland gehen, aber ich sehe auch hier deutlich einen positiven Aspekt. Da Peter gerade erst seinen Führerschein macht, muß ich schließlich die ganze Strecke über selbst fahren. Eine größere Distanz würde ich mir so ohne weiteres auch noch nicht zutrauen. Die Fahrt verläuft sehr angenehm und auch das bringt mich wieder einen Schritt voran.

Die Psychotherapie dauert fort, und im Monat Juli denken wir daran das Medikament wieder abzusetzen. Wir reden sogar davon, daß ich bald wieder arbeiten gehen könnte. Ich muß allerdings zugestehen, ich bin immer noch unsicher und manches Mal der Meinung, daß dieser Schritt zu früh erfolgt. Meines Erachtens nach müßte ich noch sicherer werden. Mir steht doch noch ein ziemlicher Weg bevor.

Dr. Frank und Frau Groß schaffen es jedoch, meine Bedenken zu zerstreuen und so sehe ich mich nach einem neuen Job um. Ende August setze ich das Anti-Depressivum ab und mache mich auf die Suche nach einer neuen Arbeitsstelle.

Grundsätzlich bin ich erleichtert, das Medikament absetzen zu können, aber die Dosierung wird langsam gesenkt, was bei mir immer wieder Magenschmerzen verursacht. Warum das so ist, kann mir niemand genau erklären. Außerdem lebt im Hinterkopf immer wieder der Gedanke auf, daß ohne Medikament alles von vorne anfangen könnte.

Erstaunlicherweise ist die Arbeitsuche gar nicht so schwierig, wie ich sie mir vorgestellt habe. Gern würde ich mit einer Halbtagsstelle wieder einsteigen, es gelingt mir jedoch nicht, eine zu finden.

Insgesamt sind es nur fünf Bewerbungen, die ich schreibe. Einen Teil davon erhalte ich vom Arbeitsamt, einen anderen suche ich mir aus der Zeitung. Ich werde zu drei Gesprächen eingeladen.

Keine der Firmen interessiert sich für meine Vorgeschichte, das Thema Krankheit wird nicht angesprochen. Auch daß drei Monate zwischen der Beendigung des alten Arbeitsverhältnisses und dem Antritt der neuen Stelle liegen, kümmert niemanden. Eigentlich wird nur nach der fachlichen Eignung für die jeweilige Stellung gefragt.

In einer Firma würde ich besonders gern anfangen. Hierbei handelt es sich um eine Gesellschaft, die unter anderem auch Reisen anbietet für nahezu alle Altersklassen. Sie suchen nach einer Sachbearbeiterin, die diesen Bereich verwaltet. Da mich alles, was mit Reisen zu tun hat, schon immer begeistern konnte, wäre ich wirklich davon angetan, hier eingestellt zu werden.

Tatsächlich bekomme ich eine Zusage. Kurze Zeit danach kann ich dort beginnen. Glücklicherweise ist die Arbeitsstelle nicht weit von meinem Wohnort entfernt, so daß längere Anfahrtswege entfallen.

Mit Peter bin ich nach wie vor glücklich. Wir verbringen fast unsere gesamte Freizeit zusammen, manchmal ist es mir fast zuviel. Da er aber auch einen höchst positiven Effekt auf mich hat, verdränge ich diesen Gedanken meist schnell. Er spricht mir Mut zu, wenn die Panik doch mal wieder aufkommt, hat auch Verständnis, wenn ich nicht immer so unternehmungslustig bin, wie ich es auch selbst gerne wäre.

7. Wieder arbeiten - der Schritt in eine neue Zukunft?

Während der letzten Tage vor Antritt meiner neuen Arbeitsstelle bin ich sehr nervös und angespannt. Die Psychotherapeutin verbringt mehrere Stunden damit, mich darauf vorzubereiten, arbeiten zu gehen. Ich kann mir gar nicht vorstellen, daß ich wieder so viele Stunden von zu Hause weg sein soll. Auch die Tatsache, daß ich wieder früh aufstehen muß und dort den ganzen Tag verbringen soll, macht mir zu schaffen. Nicht, weil ich dazu zu faul wäre, doch ist das ganze nach über einem Jahr Kranksein eine sehr große Umstellung, die es zuerst einmal zu meistern gilt.

Die Therapeutin rät mir immer wieder dazu, mich selber nicht unter Druck zu setzen und mich auch nicht von anderen darunter setzen zu lassen. Außerdem empfiehlt sie immer wieder, ganz langsam anzufangen, mir Ruhe und Zeit für eine ausgedehnte Einarbeitungsphase zu genehmigen. Schließlich handelt es sich um ein völlig neues Sachgebiet, in dem niemand von Anfang an Perfektion von mir erwarten kann.

Zu meinem großen Erstaunen stelle ich fest, daß alles besser verläuft, als ich gedacht habe. Meine Nervosität bleibt zwar bestehen, aber tatsächlich habe ich nicht mit dem von mir befürchteten Wiederauftreten der Angstzustände und Phobien zu kämpfen. Mir macht auch Spaß, wieder gefordert zu werden, eine Aufgabe zu haben, denken zu müssen.

Langsam schaffe ich es, mich in die Materie einzuarbeiten. Da wir uns im Winterhalbjahr befinden, in dem keine Reisen stattfinden, bleibt genügend Zeit und Ruhe, die Grundbausteine meiner neuen Tätigkeit zu erlernen. Kollegen und Chefs sind und bleiben sehr nett und freundlich.

Mitte November bekomme ich eine neue Kollegin, Caroline,

die die gleichen Arbeitszeiten hat wie ich. Das wird für die kommende Saison sicherlich eine Arbeitsentlastung darstellen, zum jetzigen Zeitpunkt bedeutet es jedoch eine Mehraufgabe, da ich sie, obwohl selbst noch Neuling, einarbeiten muß.

Abgesehen davon war es mir darüber hinaus als Panikpatient mit Phobien sogar höchst willkommen mehrere Stunden am Tag alleine zu verbringen und einen individuellen Arbeitsrhythmus zu entwickeln.

Caroline bringt Unruhe in das Büro, da sie für ihr Wohlbefinden das Radio laut stellt und ihre Telefongespräche in einer Lautstärke führt, die es mir schwer machen, mich auf meine jeweilige Tätigkeit zu konzentrieren. Mein Bemühen um einen für beide Seiten akzeptablen Kompromiß mißachtet sie leider.

In den ersten drei Monaten fühle ich mich an meinem Arbeitsplatz recht wohl. Den Gedanken an Panik und Phobien kann ich dennoch nie ganz abschütteln. Gleichwohl habe ich nie den Eindruck, daß das ganze wieder Überhand gewinnen könnte. Tief in meinem Innern bleibt nichtsdestotrotz ein gewisses Unbehagen zurück, die Erinnerung an die vergangenen schlimmen Zeiten ist noch lange nicht begraben und vergessen.

Dieses Gefühl, daß ich es packen werde, hält zuerst einmal bis kurz vor Weihnachten an, bis zu diesem Zeitpunkt bin ich, ob der ungewohnten Anstrengungen, doch ziemlich geschafft.

Caroline verstärkt dieses Gefühl noch unnötig. Nach wie vor ist sie nicht bereit sich irgendwie mit mir zu arrangieren, was den Arbeitsstil angeht. Ich gehe davon aus, daß sie es nicht einmal aus Rücksichtslosigkeit macht, sondern einfach aus reiner Gedankenlosigkeit.

Eine Woche vor Weihnachten habe ich mit grippeähnlichen Symptomen zu kämpfen, Husten, Schnupfen, und dazu fühle ich mich sehr schlapp. Dr. Stern schreibt mich eine Woche krank. Danach habe ich noch fast zwei Wochen Urlaub zu bekommen, und anschließend, so hoffe ich, werde ich wohl wieder auf dem Damm sein.

Während der ganzen Zeit bin ich weiterhin in Psychotherapie, und die Psychologin bestärkt mich auch darin, durchzuhalten

Nach Weihnachten und Neujahr bin ich eigentlich wieder fit und zu neuen Taten bereit. Was mich dennoch etwas aus dem Konzept bringt, ist meine Kollegin Renate. Seit kurz vor den Feiertagen ist auch sie krank geschrieben - mit Panikattacken. Anfang des Jahres erscheint sie wieder im Büro und gibt ausführliche Erklärungen zu diesem Thema ab. Eigentlich möchte ich davon lieber nichts hören. Da stellt sich heraus, daß auch Caroline damit von Zeit zu Zeit ihre Probleme hat. Mir ist es gerade recht, wenn die Worte Panik und Phobien nicht erwähnt werden. Aber wie soll ich die beiden davon abhalten, ihre Erfahrungen auszutauschen, wenn ich niemandem hier erzählt habe, womit ich meine Schwierigkeiten habe? Jetzt kommt das wie ein Bumerang auf mich zurück.

Allerdings gehen beide mit ihrer Panik ganz anders um als ich. Sie suchen die Menschen um sich herum, gehen dann aus und können nicht allein sein. Allein sein kann ich auch nicht, aber es genügt mir völlig, wenn ich eine Bezugsperson wie meine Mutter oder meinen Freund um mich herum habe. Caroline und Renate benötigen Menschenansammlungen, damit ihnen zu Hause nicht die Decke auf den Kopf fällt. Caroline, so erfahre ich, kämpft sogar schon Jahre mit ihrer Panik. Man hat ihr dringend geraten, mehr Rücksicht auf sich und ihren Körper zu nehmen und sich mehr Zeit für sich selber zu nehmen, sie ist dazu jedoch nicht bereit. Sie sucht ständig Zerstreuung, um ja nicht denken zu müssen, daher hat sie schon mehrere Partnerschaften hinter sich gebracht, immer in der Hoffnung, endlich am Ziel ihrer Träume zu sein. Caroline gibt selber zu, daß sie sich blindlings in jede Beziehung stürzt, und beglückwünscht mich zu Freund und Mutter. Ihre Eltern nehmen sich ihrer Meinung nach nicht genügend Zeit für sie, so sucht sie ständig jemand anderen.

Diesmal hält meine Hochphase genau bis Karneval an. In dieser Zeit werde ich sogar stolze Besitzerin meines ersten eigenen Autos. Da Peter aufgrund seiner geänderten Arbeitszeiten seines inzwischen selber benötigt und die Busse und Bahnen nach wie vor ungünstig fahren, habe ich mich zu diesem Kauf entschlossen und bereue ihn auch nicht, da er mir ein weiteres

Stück Unabhängigkeit sichert.

Karneval passiert mir noch einmal das gleiche wie kurz vor Weihnachten. Wieder erwischt mich eine Grippe. Anfänglich wage ich noch nicht einmal zum Arzt zu gehen, da ich der Meinung bin, unter Umständen einen schlechten Eindruck zu hinterlassen. Schließlich habe ich noch in Erinnerung, wie wir selber früher manches Mal über Kollegen gelästert haben, die ausgerechnet zu Karneval oder kurz danach krank wurden. Da gingen wir zuerst einmal davon aus, daß es sich nicht um eine Grippe oder um eine sonstige Krankheit handelte, sondern das die jeweiligen Kollegen ganz einfach zuviel gefeiert hatten. Jetzt merke ich am eigenen Körper, wie leicht man jemand anderem unrecht tun kann.

Nachdem ich jedoch keine Besserung verspüre, sehe ich mich gezwungen, wenige Tage nach Karneval zu Dr. Stern zu gehen. Wie auch beim ersten Mal schreibt er mich für eine Woche krank und verschreibt Antibiotika. Die Grippe hat mich jedoch noch viel schlimmer erwischt als beim ersten Mal, und ich verbringe fast zwei Wochen zu Hause, bis endlich alle Beschwerden abgeklungen sind.

Chefin und Kollegen sehen mein erneutes Kranksein glücklicherweise nicht als gravierend an, da ich mich schließlich noch in der Probezeit befinde und die ja dazu dienen soll, meinen Vorgesetzten einen ersten Eindruck von mir zu vermitteln. Da hoffe ich natürlich, daß alles zum besten läuft. Mir macht die Arbeit wirklich Spaß, und ich möchte sie ungern verlieren.

Kurz danach habe ich plötzlich unwahrscheinliche Rückenschmerzen im unteren Bereich der Wirbelsäule. Eigentlich hat die Gartensaison wieder begonnen, für mich die Möglichkeit einer Beschäftigung, der ich mich sehr gern widme. Das ist mir jedoch zur Zeit nur unter starken Schmerzen möglich. Wenn ich mich bücke, gelingt es mir oft nur mit Mühe, mich wieder aufzurichten.

Auf der Arbeit vermag ich kaum länger als eine halbe Stunde am Stück zu sitzen, dann werden die Schmerzen so stark, daß ich aufstehen und mich bewegen muß. Außerdem verspüre ich dann ein Kribbeln in den Armen, das direkt von der

Wirbelsäule dorthin aufzusteigen scheint.

Dr. Krug, der Orthopäde, den ich aufsuche, vermag mich nicht gerade zu beruhigen. Er röntgt den Bereich, in dem die Schmerzen sitzen, und prophezeit mir eine schwerwiegende Erkrankung, auf deren Namen er sich aber nicht ganz genau festlegen möchte. Auf dem Röntgenbild ist eine starke Entzündung des Kreuz-Darmbeines zu sehen. Das ist das, was ich als Laie seinen Ausführungen entnehmen kann. Seiner Meinung nach könnten es die Anfangssymptome für verschiedene schwerwiegende Erkrankungen wie Morbus Bechterew oder Morbus Boeckh sein. Diese Unsicherheit in der Diagnostik trägt nicht gerade zu meiner Beruhigung bei. Auf meine Frage nach Behandlungsmöglichkeiten rät er mir nur, zuerst einmal in Ruhe abzuwarten. Wenn die Probleme sich verschlimmern würden, wäre auch eine genauere Diagnose möglich, und dann wäre immer noch Zeit, mit Medikamenten dagegen anzugehen.

Was soll ich denn davon halten? Da habe ich nun Beschwerden, die mir der Arzt auch ohne weiteres glaubt und deren Sitz auch schwarz auf weiß belegt werden kann, aber er gibt ihnen keinen Namen.

Manchmal sind die Schmerzen wirklich sehr stark, und einfach aufs geratewohl irgendwelche Pillen zu schlucken, nein, das möchte ich nicht. So leide ich still vor mich hin und frage mich, was es denn nun wirklich ist.

Mit diesen neu aufgetretenen Beschwerden wird der Berufsalltag für mich zu einer Tortur. Wenn ich länger sitze, habe ich Schmerzen, laufe ich zuviel herum, bekomme ich meine Arbeit nicht erledigt und mache auf Dauer meine Kollegen nervös. Ein ziemlich unhaltbarer Zustand ist das.

Hinzu kommt, daß inzwischen arbeitsmäßig die Hauptsaison angefangen hat. Die Reiseziele stehen fest, die Leute buchen diese für ihre Kinder oder sich selbst. Teilweise erfordert das eine eingehende Beratung. Es muß darauf geachtet werden, daß die Formulare richtig ausgefüllt sind, daß die Anzahlung und später auch der Restbetrag ordnungsgemäß überwiesen werden.

Außerdem müssen die Treffen organisiert werden, die den

Eltern vor Reisebeginn einen genauen Überblick geben sollen. Auch sämtliche Reiseunterlagen müssen zusammengestellt werden.

Das bedeutet ziemlich viele Überstunden, die meist bis in den späten Abend hinein andauern. Morgens muß ich dennoch frühzeitig an meinem Arbeitsplatz erscheinen, da ich über keine gleitende Arbeitszeit verfüge und so jedes Abfeiern der Mehrarbeit mit dem Vorgesetzten und sämtlichen Kollegen abgestimmt werden muß.

Gelegentlich, aber eigentlich sehr selten, kämpfe ich auch noch einmal gegen Panik und Phobien an. Plötzlich, ohne Vorwarnung, bekomme ich immer noch einmal Anfälle von Herzklopfen, Schwindelanfälle etc. Besonders in Räumen mit sehr vielen Menschen kann es mir passieren, daß ich plötzlich unter Phobien leide. Generell jedoch bin ich mit meinem Zustand diesbezüglich sehr zufrieden.

Was meine körperlichen Beschwerden angeht, bekomme ich jedoch immer mehr Schwierigkeiten. Neben Grippen bekomme ich immer wieder Bindehautentzündungen am linken Auge. Anfänglich diagnostiziert sie Dr. Meyer, der Augenarzt, als allergisch bedingt. Als sie immer wieder zu den unterschiedlichsten Terminen auftreten, geht er von dieser Theorie ab, weiß aber nicht genau, was er davon halten soll.

Etwa zu diesem Zeitpunkt habe ich, mit Peter zusammen, einen Urlaub geplant. Ich hoffe, meine Gesundheit in anderer Umgebung vielleicht stabilisieren zu können.

Mit Peter fahre ich über Berlin und Hirschberg nach Krakau zu seinen Verwandten. Die Reise ist reichlich anstrengend, aber doch angenehmer als der tägliche Streß auf der Arbeit.

Die Autofahrt indessen stellt eine große Belastung für mich dar. Es ist mir unmöglich, allzu lang am Stück zu fahren, egal ob auf dem Fahrer- oder Beifahrersitz. Dann bekomme ich ein Kribbeln, das von der Wirbelsäule direkt in die Arme und bis zu den Fingerspitzen zieht. Wenn ich mich ausreichend bewege und regelrecht Fingerübungen mache, dazu noch eine Weile herumlaufe, verschafft mir das Linderung, so daß wir die Fahrt fortsetzen können.

Ganz einverstanden bin ich nicht mit Peters Fahrstil. Schließlich hat er erst seit wenigen Monaten den Führerschein, dafür fährt er äußerst rasant. Es bereitet mir Schwierigkeiten, auf der Autobahn so dahinzubrausen, seitdem ich die Panikanfälle bekam. Meine Bitte, langsamer zu fahren, ignoriert Peter. Ich finde das schade, etwas mehr Rücksichtnahme hätte ich schon von ihm erwartet. Einstweilen sage ich nichts mehr dazu und hoffe, daß ich mich an die höheren Geschwindigkeiten gewöhne, schließlich bin ich früher selber nicht gerade langsam gefahren.

In Berlin besuchen wir eine Freundin, abends gehen wir mit mehreren von ihren Bekannten Bowling spielen. Es wird ein rundum gelungener Abend.

Auch die Fahrt über Frankfurt an der Oder nach Hirschberg klappt noch wunderbar. Allerdings bin ich froh, als wir endlich in Krakau ankommen. Es ist doch eine weite Strecke, die wir hinter uns gebracht haben.

Von Peter habe ich während unseres Aufenthalts wenig. Er ist so beglückt, seine Verwandtschaft wieder zu sehen, daß ich vollkommen ins Hintertreffen gerate. Manchmal frage ich mich, warum ich die Reise hierher überhaupt mit ihm angetreten habe. Aber schließlich konnte ich nicht im voraus wissen, was passieren würde.

Außer an zwei Tagen, an denen wir gemeinsame Ausflüge unternehmen, widmet er sich ausschließlich seiner Familie, von frühmorgens bis spätabends.

Mich damit zu arrangieren, habe ich so meine Schwierigkeiten, da ich außer ihm keinerlei Ansprechpartner habe. Alle sind zwar lieb und nett, aber der deutschen Sprache nicht mächtig. So fühle ich mich einsam. Nur gut, daß ich ausreichend Lesestoff mitgenommen habe. Im Fernsehen kann ich einige deutsche Sendungen verfolgen, die für etwas Abwechslung sorgen.

In den zehn Tagen, die wir dort verbringen, erhole ich mich eigentlich sehr gut. Natürlich bin ich nicht vollkommen frei von meinen Rückenschmerzen, aber ich kann damit leben, da hier ja nicht festgelegt ist, daß ich den ganzen Tag am Computer oder Schreibtisch sitzen muß. Ich kann mich bewegen, wann und wie ich will. Sobald die Beschwerden auftreten, gehe ich eine Weile herum, so daß sie gar nicht so schlimm werden können. Vor allen Dingen tut es mir gut, daß es hier erheblich beschaulicher und ruhiger zugeht als zu Hause. Keine Hektik, kein Streß, die Menschen scheinen sich viel mehr Zeit zu nehmen und kommen nicht aus der Ruhe, wenn etwas nicht sofort klappt.

Viel Zeit verbringen wir auch im Schrebergarten von Peters Onkel. Hier zu sitzen und in einem Buch zu lesen, ist wirklich Entspannung pur.

Zwei Monate nach dem Urlaub tut mir eines Morgens beim Aufwachen das linke Auge unwahrscheinlich weh. Als ich die Rolladen hoch ziehe und Sonnenlicht auf das Auge trifft, zucke ich vor Schmerzen zusammen. Das Auge ist feuerrot, viel intensiver als ich es von den anderen Erkrankungen her kenne.

Ich fahre dennoch wie üblich zur Arbeit, will aber kurz danach zum Arzt. Nach einer Stunde halte ich es nicht mehr aus.

Beim Anblick meines Auges macht der Doktor ein sehr bedenkliches Gesicht und erläutert mir, daß es sich hierbei um eine Regenbogenhautentzündung und damit schon um eine massive Erkrankung des Auges handelt, die immer im Zusammenhang mit einer körperlichen Erkrankung zu finden ist.

Angesprochen auf meine Rückenschmerzen hält er einen Zusammenhang hiermit für wahrscheinlich und bestärkt mich, auf Ursachenforschung zu gehen. Jedoch teilt er mir mit, daß der Hintergrund auch noch ganz woanders liegen könnte und ich auf genauen Untersuchungen bestehen solle.

Außerdem verschreibt er mir Salben und Tropfen für das Auge, und schreibt mich für eine Woche krank. Obwohl ich mich noch keine zwei Stunden nach Entdeckung dieser Geschichte zum Arzt begeben habe, ist die Pupille bereits verklebt und völlig verzerrt. Der Doktor versucht noch zu retten, was zu retten ist. Die Schmerzen und auch die Sorgen, ob es zu Folgeschäden kommt, kann er mir trotz aller Bemühungen zum jetzigen Zeitpunkt nicht nehmen, da die Sehkraft hier wegen der Entzündung zur Zeit sehr stark herabgesetzt ist.

Obwohl ich versuche, mich nicht unnötig aufzuregen, zerrt das alles sehr an meinen Nerven.

Irgendwie hoffe ich nach jeder Erkrankung, daß ich nun für die nächste Zeit von weiteren verschont bleibe. Jedesmal trifft es mich wieder vollkommen unvorbereitet, daß ich schon wieder etwas Neues haben soll. Ich rechne gar nicht damit, ich gehe im Gegenteil davon aus, daß ich endlich mein „normales" Leben wieder aufnehmen kann.

Es sind für mich außerdem vollkommen neue Erkenntnisse, daß diese Augenentzündung eine körperliche Grundursache haben soll, aber sie erscheinen mir durchaus logisch. Ich entschließe mich, mich an deren Erforschung zu machen. Wo ich anfangen soll, ist mir zwar noch unklar, aber ich beschließe, auf der Stelle zu handeln.

Anfängliche Versuche, den Hintergrund dieser Augenerkrankung mit Hilfe von Dr. Stern zu klären, scheitern. Er kann, aufgrund seiner Untersuchungsergebnisse, keine Grunderkrankung ausmachen und meint, ich solle die Angaben, die Dr. Meyer mir gemacht hat, einfach ignorieren. Das will mir nicht ganz einleuchten, da ich Dr. Meyer für einen sehr kompetenten Mediziner halte, der sich viele Gedanken über das Wohlergehen seiner Patienten macht und ich glaube, daß er diesbezüglich über mehr Fachwissen verfügt als Dr. Stern.

Auch Dr. Krug, den Orthopäden, suche ich noch einmal auf. Er hält einen Zusammenhang zwischen Auge und Rücken durchaus für wahrscheinlich, erklärt mir, daß hierüber aber nur Blutuntersuchungen einen Aufschluß geben könnten. Ich erläutere ihm auch, daß ich diesbezüglich bereits den Internisten aufgesucht hätte. Er meint aber nur, daß dieser wahrscheinlich nicht die Untersuchungen vorgenommen hätte, die für die genaue Diagnostik solcher Beschwerden maßgeblich wären. Er äußert sogar, daß er seine Kollegen diesbezüglich für etwas nachlässig halten würde. Diese wären bereit aufzugeben, wenn sich nicht sofort ein Nachweis für eine körperliche Erkrankung ergeben würde, anstatt besonders gründlich nachzuforschen.

Dr. Krug erklärt mir jetzt auch, daß durch Blutuntersuchungen festgestellt werden könnte, was ich im Rücken hätte. Warum hat er das nicht gleich gesagt und zuerst diese Hinhaltetaktik versucht? Vielleicht wäre ich nicht auf eine solche Skepsis beim Internisten gestoßen, wenn der Knochenspezialist sofort entsprechende Analysen angeordnet hätte. Dann hätte die Krankheit endlich einen Namen und vieles wäre einfacher.

Ich konsultiere noch einmal Dr. Frank, den Neurologen in der Uniklinik, und schildere ihm die Sachlage. Irgendwie erhoffe ich mir von ihm ein größeres Verständnis, da er mich schließlich über ein Jahr bezüglich meiner Panikerkrankung betreut hat. Er, so denke ich, kennt sicherlich Kollegen in diesem großen Unikomplex, die dem Geheimnis auf die Spur kommen werden. Jedoch versucht er zunächst mich ziemlich schnell wieder loszuwerden, unter dem Aspekt, daß er keine körperlichen Störungen bei mir erwarten würde. Genauere Untersuchungen, die seine Theorie oder die von Dr. Meyer bestätigen könnten, lehnt er vollkommen ab. Seines Erachtens nach sind sie nicht notwendig. Sicherlich eine interessante Variante festzustellen, ob und wenn ja, wie krank seine Patienten sind.

Dr. Frank entwickelt statt dessen die Theorie, daß die Entzündungen am Auge im Zusammenhang mit meiner Panikerkrankung zu suchen sind. Sein „überzeugendstes" Argument ist hierbei allerdings das, daß ein Kollege von ihm auch immer Beschwerden am Auge bekam, weil er sich mit dem Chef nicht vertragen hat. Ob mich das aber überzeugt? Ich denke nein. Jedenfalls redet er zwei Stunden auf mich ein, um mich davon zu überzeugen, daß ich schwere psychosomatische Probleme hätte. Meine Frage, ob diese Vielzahl von körperlichen Beschwerden, die ich im letzten dreiviertel Jahr hatte, wirklich und wahrhaftig „nur" rein psychische Ursachen haben könnte, schlägt er nieder. Auch die Aussage des Augenarztes, daß eine solche Erkrankung immer im Zusammenhang mit einer körperlichen Erkrankung stehen würde, akzeptiert er nicht.

Nach dieser langen Rede teile ich ihm mit, daß ich langsam nach Hause möchte, außerdem würde meine Mutter schließlich die ganze Zeit draußen auf mich warten.

Leider ist es mir aufgrund meiner Augenerkrankung und der damit verbundenen Sehstörungen nicht möglich, ein Fahrzeug zu steuern. Seine Antwort: „Die kann auch mal was für Sie tun", treibt mich nahezu auf die Palme, schließlich und letztendlich, wer kümmert sich schon die ganze Zeit mit Ausnahme meines Freundes so intensiv um mich wie meine Mutter? Jedenfalls unterstützt sie mich erheblich mehr, als alle Ärzte zusammen. Eine Krankmeldung, da die des Augenarztes langsam abläuft, stellt er mir nur mit viel Murren aus und mit der Diagnose Panikattacken. Statt dessen empfiehlt er die Einnahme von Beruhigungsmitteln (Suchtgefahr!!!) und daß ich mich, wenn ich dann nicht mehr Auto fahren könnte, ja von Mutter und Freund abwechselnd zur Arbeit bringen lassen könnte.

Was ich mit Tranquilizern gegen Rückenschmerzen und Augenentzündungen erreichen soll, ist mir nicht ganz klar. Mein Versuch, ihm das als undurchführbar zu erklären, scheitert natürlich. Ich betrachte es als absolute Zumutung, mir die Einnahme von Beruhigungsmitteln zu empfehlen. Außerdem kann ich nicht nachvollziehen, warum ich mich weiterhin mit solchen Strapazen zur Arbeit schleppen soll, schließlich hatten wir fast den gleichen Fall schon einmal vor zwei Jahren (damals wegen der Panikattacken) und ständig Mutter und Freund einzuspannen, geht doch wirklich zu weit.

Meine Mutter würde mir gerne helfen, weiß aber nicht wie. Doch sieht sie ein, daß es so auf Dauer nicht mit mir weitergehen kann.

Peter geht die ganze Sache erheblich gelassener an. Meine Aufregung kann er nicht ganz verstehen. Er ist eher der Meinung, daß sich meine Probleme irgendwann von selber lösen werden.

Beide haben weiterhin viel Geduld mit mir und fahren mich, wohin ich möchte.

Von allen anderen Leuten, die ich kenne, läßt sich sporadisch mal jemand sehen. Begreifen oder auch irgendwie nur ein Gefühl dafür entwickeln, wie ich mich fühlen muß, das können sie nicht. Ich kann es ihnen nicht einmal verübeln. Bevor das alles anfing, wäre so etwas auch für mich kaum vorstellbar gewesen.

Aber ich glaube schon, daß ich früher den Menschen in meiner Umgebung mehr Interesse und Mitgefühl zuteil habe kommen lassen, wenn sie sich schlecht gefühlt haben oder über Probleme klagten. Für mich war es immer selbstverständlich, mich in regelmäßigen Abständen zu erkundigen, und sicherlich fielen auch meine Besuche nicht ganz so sporadisch aus.

8. Die Suche nach der Ursache

Ich entwickle die Idee, einen alternativen Mediziner aufzusuchen, also einen Arzt für Naturheilkunde.

Um einen kompetenten Mediziner zu finden, kommt mir der Gedanke, meine Cousine Karin um Rat zu fragen, die meiner Kenntnis nach schon einige Zeit bei einem solchen Arzt in Behandlung ist. Allerdings handelt es sich bei ihr ja um eine Krebserkrankung, und mit einer solchen Diagnose rechne ich bei mir nicht.

Über meine Cousine bekomme ich Adresse und Telefonnummer des Arztes und wenige Tage später bereits meinen ersten Termin.

Dr. Schulz fragt mich, warum ich zu ihm käme und ich beginne mit meiner Schilderung. Ich erwähne auch die Panikanfälle und Phobien, die ich lange Zeit hatte und die sporadisch noch einmal auftreten, erzähle ihm von der Behandlung bei Neurologen und Psychologen, von meinen Problemen mit den Augen, von dem Zusammenhang, den der Augenarzt mit einer körperlichen Grunderkrankung sieht. Ich sage ihm auch, daß ich bereits in den zurückliegenden Jahren Probleme mit den Augen, Gelenkschwellungen, und andere Erkrankungen gehabt habe.

Er findet dies alles sehr interessant und erklärt mir, daß seiner Meinung nach ein Zusammenhang zwischen all diesen körperlichen Erkrankungen der zurückliegenden Jahre bestehen würde, den er zu gern enträtseln möchte.

Mir ist das alles nur zu recht. Auch in früheren Jahren habe ich mich über meine Krankheitsanfälligkeit gewundert. Wenn er jetzt versuchen möchte, dieses Geheimnis zu lösen, bin ich gern dazu bereit.

Für den Anfang der kommenden Woche schlägt er mir jedenfalls eine Thermographie vor, eine Untersuchung, die versteckte Entzündungsherde im Körper aufspüren könnte. Des weiteren bittet er mich, ihm meine komplette Krankengeschichte aufzuschreiben und zum nächsten Termin mitzubringen. Damit will er anfangen, Licht in das ganze Dunkel zu bringen.

Wie ich bald feststellen muß, umfaßt die Krankengeschichte bereits einige DIN A 4 Seiten.

Vor allen Dingen bin ich sehr dankbar, endlich einen weiteren Mediziner, außer meinem Augenarzt und dem Orthopäden, kennengelernt zu haben, der all dies nicht einfach mit einem Wink beiseite schiebt, sondern den Zusammenhang zwischen den Augen und einer Grunderkrankung im Körper sieht.

Zwar bin ich felsenfest davon überzeugt, daß mein Augenarzt mit seiner Diagnose recht hat, es ist aber sehr schwierig, einer Sache nachzugehen, wenn sich einige andere dagegen sperren und das genaue Gegenteil behaupten. Es ist für mich auch nicht nachvollziehbar, wie solch unterschiedliche Meinungen und Diagnosen bei ein- und demselben Beschwerdebild auftreten können. Ich hatte bisher angenommen, daß, egal welcher Arzt und wie viele Ärzte konsultiert werden, diese aufgrund des Röntgenbildes eine klar umgrenzte Aussage treffen können. Hier beweist sich geradezu das Gegenteil. Auf der einen Seite trifft man auf Mediziner, die ihren Befund klar nach den vorliegenden Tatsachen bewerten, andererseits gibt es solche, die sich nicht einmal die Mühe machen auch nur einen Blick auf das Röntgenbild zu werfen, und dennoch glauben, daß nur ihre Diagnose die einzig wahre ist.

Außerdem stört es mich gewaltig, daß der Neurologe mich sofort wieder auf die Schiene mit der Panik zu schieben versucht. Ich will nicht leugnen, daß ich auch hiermit noch von Zeit zu Zeit Probleme habe, aber nicht nur, sondern auch. Es ist für mich nicht faßbar, wie jemand behaupten kann, daß jetzt plötzlich alle meine Schwierigkeiten psychosomatisch sein sollen. Ich sehe hier schon Konflikte auf mich zukommen, wenn alle fortan bei Beschwerden jeglicher Art, die ich bekommen könnte, versuchen wollen, diese als psychosomatisch vom Tisch zu wischen. Es ist nicht einfach, zu begreifen, daß wenn man einmal psychische Probleme hatte, diese immer wieder von den Ärzten erwähnt werden müssen. Ist es nicht maßgeblich deren Aufgabe, zuerst einmal das Gegenteil auszuschließen und zwar durch eine sorgfältige Diagnostik, und nicht einfachheitshalber immer wieder dieselbe Schublade zu öffnen und das Thema einfach zu den Akten zu legen?

Dr. Schulz stellt eine neue Krankmeldung für mich aus. In dieser ist von psychisch oder psychosomatisch nichts mehr zu finden. Seine Diagnose lautet eben auf Regenbogenhautentzündung des Auges. Er ordnet noch umfangreiche Untersuchungen an, die ihm Aufschluß über die Grunderkrankung bringen sollen.

Ich erkläre dem Arzt auch offen und ehrlich, daß ich nach wie vor nicht panikfrei bin, d. h. die Panik von Zeit zu Zeit auftritt. Er sieht jedoch darin momentan, genau wie ich, nicht das größte Problem und hofft, daß diese im Laufe der Zeit auch verschwindet.

Eigentlich erscheint es ganz logisch, was er erklärt, nämlich daß bei Menschen, die unter psychischen Problemen leiden, diese bei einer zusätzlich auftretenden körperlichen Erkrankung, wieder hervortreten können.

Warum nur hat der Internist sich nicht die Mühe gemacht, so mit mir zu sprechen und mir genau zuzuhören bei meinen Erklärungen, ohne sofort beleidigt zu sein, wenn ich es auch nur wagte, seine Ausführungen anzuzweifeln oder gar als falsch anzusehen?

Zwischenzeitlich habe ich auch noch schwerwiegende Konflikte mit meiner Krankenkasse auszutragen. Nachdem der Neurologe der Uniklinik in der ersten Krankmeldung das Wort Panik wiederum erwähnt hat, teilt sie mir mit, daß mir nur noch für wenige Wochen Krankengeld zusteht, da die Zeit von der letzten Krankmeldung wegen der Panik bis zur heutigen zu kurz ist.

Mein Argument, daß Dr. Schulz jetzt eine ganz andere Diagnose gestellt hat, zieht nicht. Hier wird zuerst einmal vorausgesetzt, daß der erste Arzt die richtige Diagnose gestellt hat. Warum? Schließlich kann auch er sich geirrt haben. Diese Möglichkeit besteht eindeutig. Er hat keinerlei Untersuchungen vorgenommen, kann also auch nicht sicher sein, daß die Begründung auf seiner Krankmeldung die richtige ist. Sicherlich ist diese Bescheinigung aber für die Krankenkasse erheblich angenehmer, da sie sie von weiteren Zahlungen entpflichtet.

Das will ich mir jedoch nicht so ohne weiteres bieten lassen und wage es, den Kampf aufzunehmen. Erst einmal erhebe ich Einspruch und bin anfänglich auch noch höchst optimistisch, dieses Mißverständnis, welches in meinen Augen dort entstanden ist, in Kürze lösen zu können. Aber da habe ich noch nicht mit der Sturheit und der übergroßen Bürokratie und vor allem dem Erfindungsreichtum gerechnet, der aufgeboten wird, um nur ja nicht zahlen zu müssen.

Ob meiner bisherigen Krankheitsgeschichte mit Rheuma, Mandelentzündungen, Bronchitis und Dutzenden anderen Kleinigkeiten, die der gute Dr. Schulz beim nächsten Mal zu lesen bekommt, fühlt er sich dann praktisch in seiner Prognose bestätigt. Er ist der Meinung, daß ich wohl schon eine ganze Menge mitgemacht habe und findet es bedauerlich, daß noch niemand dem ganzen auf die Spur gekommen ist.

Bei einem weiteren Besuch bei Dr. Schulz ist mein Auge schon wieder vollkommen verunstaltet. Ich habe nach der einen, gerade überstandenen Regenbogenhautentzündung bereits die nächste bekommen. Zu diesem Zeitpunkt bin ich extrem lichtempfindlich geworden, d.h. jetzt im August, wo es zumeist ziemlich sonnig ist, verbringe ich die meiste Zeit in einem abgedunkelten Raum. Ferner werde ich von regelrechten Migräneanfällen geplagt. Nach draußen gehe ich nur sehr selten. Ich fühle mich ziemlich schlapp, bin ständig müde und komme morgens nur sehr schlecht aus dem Bett. Von Kopf bis Fuß ist mir irgendwie nicht wohl, aber ich kann nicht genau definieren, woher nun alle Beschwerden kommen.

Der Augenarzt ist entsetzt, als ich mich mit der selben Krankheit ein zweites Mal innerhalb so kurzer Zeit bei ihm vorstelle. Er verschreibt mir die gleichen Medikamente noch einmal und spricht wieder die Hoffnung aus, daß mir eine weitere Schädigung des Auges erspart bleibt.

Dr. Schulz schreibt mich jedenfalls weiterhin krank und geht auf die Jagd nach den versteckten Ursachen. Der Augenarzt unterstützt ihn sehr dabei, indem er mir eine Liste mit Erkrankungen mitgibt, die im Zusammenhang mit der Regenbogenhautentzündung gesehen werden können. Allerdings meint er, diese Liste sei nur unvollständig, da man alle möglichen Gründe gar nicht aufzählen könne.

Zu diesem Zeitpunkt werde ich schon fast für verrückt erklärt, kein Mensch kann sich so richtig vorstellen, was ich wohl habe, da mir schließlich rein äußerlich, außer vielleicht an den Augen, nicht allzuviel anzusehen ist. Alle äußern sich diesbezüglich, daß so viele Krankheiten nicht zu so einem jungen Menschen passen würden, außerdem, wie bereits erwähnt, scheint nur das zu zählen, was auch sichtbar ist.

Es ist schwer für jemanden, der kerngesund ist, nachzuvollziehen, wie sich jemand fühlt, der krank ist. Es würde mir jedoch schon helfen, wenn alle mich einfach nur so nehmen würden, wie ich bin. Sicherlich ist es schwierig, sich in einen anderen Menschen hineinzuversetzen, aber da ich bisher nie zu Übertreibungen geneigt habe und eigentlich ein nüchtern denkendes Wesen bin, habe ich anfänglich geglaubt, daß alle mir meine Beschwerden so abnehmen würden, wie ich sie schildere. Daß es genügend Leute gibt, die sich anmaßen, meine Darstellungen in Zweifel zu ziehen, gibt mir wirklich zu denken. Welchen Grund ich wohl haben sollte, etwas zu schildern, was es gar nicht gibt, übersteigt mein Vorstellungsvermögen.

Ich selber beharre jedoch auf meiner Darstellung. Mir ist klar, daß irgend etwas mit mir sein muß, nur was, das ist nicht so leicht zu begreifen. Natürlich kenne ich auch die Krankheiten, die es so gibt, aber auf alle diese scheinen meine Probleme nicht hinzudeuten.

Manchmal stelle ich mir vor, ich bin an einer Krankheit erkrankt, die es nur selten gibt. Je länger die Ursachenforschung andauert, desto eher glaube ich daran. Nur, daß ich eine solche Rarität sein soll, das kann ich mir nun doch nicht denken.

Außerdem ist die Chance auf Heilung natürlich um so größer, je bekannter die Krankheit ist.

Eins weiß ich jedoch zu diesem Zeitpunkt genau, nämlich, daß es so nicht weitergehen kann, und daß ich auf alle Fälle wieder gesund werden will.

Interessant ist sicherlich auch die Einstellung einiger meiner sogenannten Bekannten zu meiner Problematik. Da ich jetzt bereits ein zweites Mal innerhalb relativ kurzer Zeit arbeitsunfähig bin, wissen sie angeblich nicht mehr, worüber sie sich mit mir bei unseren seltenen Treffen überhaupt noch unterhalten können. Schließlich bin ich in ihren Augen „weg vom Fenster", hauptsächlich bezüglich neuer Techniken auf dem Computermarkt. Daß es auf dieser Welt auch noch andere Gesprächsthemen, außer der Arbeit und Computern, gibt, wollen oder können sie nicht einsehen.

Was ich diesbezüglich natürlich zugestehen muß, ist, daß das Thema meiner Krankheiten zweifellos sehr wichtig für mich geworden ist, weil ich mir auch, außer von Dr. Schulz, noch von anderen Seiten her Hinweise erwarte, die zu einer dauerhaften Besserung meines Zustandes führen.

Bestimmt rede ich manchmal zuviel von meinen Beschwerden. Ist es aber nicht natürlich, daß ich die Probleme, die ich habe, mit den Leuten, mit denen ich mich gut zu verstehen glaube, teilen möchte? Vor einigen Jahren war eine Freundin von mir auch längere Zeit krank. Für mich war es in dieser Zeit selbstverständlich sie regelmäßig zu besuchen und aufzuheitern. Jetzt muß ich leider die Erfahrung machen, daß „Freunde" diese Geduld mir gegenüber nicht aufbringen. Dabei verlange ich wirklich keine stundenlangen Besuche oder Anrufe, es würde mir schon reichen, wenn alle, die ich kenne, mir in regelmäßigen Abständen einen kleinen Teil ihrer Zeit widmen würden. Wie ich feststellen muß, ist jedoch das schon zuviel verlangt.

Dagegen bewundere ich nach wie vor Peters Geduld. Ob es um Arztbesuche geht oder darum, mich moralisch aufzurichten, er findet immer die nötige Zeit hierzu. Auch meine Mutter trägt das ihrige dazu bei, mich zu unterstützen.

Im Laufe der kommenden Wochen findet Dr. Schulz sehr schnell einen großen Teil meiner Krankheiten, nach und nach stellt sich heraus, daß all die diffusen Beschwerden, die ich jetzt schon über Jahre hinweg zig Ärzten vorgestellt habe, nicht nur eine Ursache haben und hatten, sondern daß sich mehrere Krankheiten, eine nach der anderen, mit der Zeit in meinen durch die davorliegende und nie auskurierte Krankheit geschwächten Körper gelegt hat. Des weiteren haben wohl die vielen Medikamente auch dazu beigetragen, daß mein Körper aus eigener Kraft nicht wieder auf die Beine kommt und sogar im Gegenteil immer schwächer wird.

Rückblickend kann wohl (allerdings spekulativ, da natürlich nicht mehr genau nachvollziehbar) davon ausgegangen werden, daß der Epstein-Barr-Virus von mir Besitz ergriffen hat, als ich im Teenageralter war. Das würde auch die anfallsartig auftretenden massiven Beschwerden im Halsbereich (zum damaligen Zeitpunkt als Mandelentzündungen bezeichnet) erklären. Gegen diese Entzündungen wurden mir Antibiotika verordnet, die gegen die Infektionen selbstverständlich nicht ankamen, da die Entzündungen von einem Virus verursacht worden waren. Warum allerdings zum damaligen Zeitpunkt niemand auf die Idee gekommen ist, meine häufigen Mandelentzündungen mit einem Virus in Verbindung zu bringen, ist mir schleierhaft. Schließlich ist doch das hieraus resultierende Pfeiffersche Drüsenfieber bekannt.

Die vielen Antibiotika sorgten dann für eine Schwächung der allgemeinen Immunlage meines Körpers.

Mit der Zeit brach der Virus erneut auf und wurde wiederum mit Antibiotika behandelt.

Dr. Schulz gibt sich stets besondere Mühe und bringt für mich immer eine Menge Zeit und Geduld auf, egal, welches Problem ich mit ihm besprechen will. Auch die Arzthelferinnen haben immer ein offenes Ohr. In dieser Praxis fühle ich mich als Patientin voll angenommen.

Mit der Zeit erfahre ich eine ganze Menge über mich. Kein Arzt hat sich bisher in der Lage gesehen, diese jetzt plötzlich möglichen Untersuchungen durchzuführen und etwas Licht in meine Geschichte zu bringen.

Durch etliche Blutuntersuchungen entdeckt der Arzt eine bereits abgelaufene Chlamydien-Infektion. Ich kann mich nicht daran erinnern, je Beschwerden gehabt zu haben, die den Schluß auf eine solche Erkrankung geliefert hätten.

Vielleicht wäre es aber auch eher Sache der mich damals schon behandelnden Ärzte gewesen, aus den von mir geschilderten Problemen die richtigen Schlüsse zu ziehen. Aber hier wurden ja jeweils die von mir beschriebenen Symptome behandelt, jedoch nie danach gefragt, warum ich soviel klage oder wie es kommen kann, daß ein so relativ junger Mensch unter so vielen und streckenweise doch sehr unterschiedlichen Erkrankungen leidet.

Auch eine Borrelien-Infektion wird entdeckt. Jedoch ist mir die Tatsache eines Zeckenbisses nicht unbedingt bekannt (obwohl ich inzwischen hörte, daß eine Borrelien-Infektion auch über Bremsen und Mücken übertragen werden kann und Mückenstiche hatte ich bisher schon eine ganze Menge). Auch weiß ich als Laie sicherlich nicht, welche meiner Beschwerden hierzu eingeordnet werden kann.

Auch bei diesem Arzt fand sich meine bereits allseits bekannte zu hohe Blutsenkung wieder, zusätzlich zu einigen anderen Werten im Blut, die sich leicht verändert zeigten.

Dr. Schulz meint, angesichts dieses Chaos' in meinem Körper sei es eigentlich kein Wunder, daß ich ständig über gesundheitliche Probleme klagen würde.

Präzise Aussagen, was den Hintergrund meiner Augenerkrankung angeht, kann aber auch er nicht machen. Er ist jedoch davon überzeugt, daß praktisch jede der Erkrankungen, die er festgestellt hat, der Auslöser sein kann.

Dr. Meyer erklärt mir genau das gleiche. Auch er weiß, daß der Hintergrund für eine Regenbogenhautentzündung des Auges in vielen unterschiedlichen Teilen des Körpers liegen kann. Bedauerlich nur, daß hier von beiden keine hundertprozentige Aussage getroffen werden kann.

Nachdem sämtliche herkömmliche Medikamente wie zum Beispiel Antibiotika keinen Erfolg auf Dauer hatten oder völlig fehl am Platze waren, schlägt Dr. Schulz mir eine Therapie mit alternativen Methoden vor, genannt Elektroakupunktur, um mich zu stabilisieren und hoffentlich weniger krankheitsanfällig zu machen. Er warnt mich allerdings davor, daß deren Kosten zwar oft, aber nicht in allen Fällen von den Krankenkassen übernommen würden. Das Thema Kosten stellt sich für mich im Augenblick nicht als das Wichtigste dar, obwohl ich, bedingt durch die Krankheit, nicht gerade mit Reichtümern gesegnet bin. Es ist mein Wunsch, baldmöglichst wieder auf die Beine zu kommen und endlich einmal wieder eine Phase des Wohlbefindens zu erleben.

Um nur ja keine Zeit zu verlieren, vereinbare ich sofort einen Termin für eine erste Messung, die auch kurz danach stattfindet.

9. Elektroakupunktur - eine echt Alternative in der Behandlung?

Vereinfacht gesagt, werden bei der Elektroakupunktur anhand von Messungen an beiden Händen und Füßen mittels eines Metallstabes Störungen im Körper aufgespürt, d.h. beispielsweise Störfelder, und so chronische Erkrankungen ermittelt. Gleichzeitig können hiermit auch Allergien festgestellt werden. Bei einer ersten Messung werden bei mir massive Störungen in fast allen Bereichen des Körpers mit Ausnahme von Herz und Lunge festgestellt. Für mich ist interessant, daß bei dieser für die herkömmliche Medizin undenkbaren Vorgehensweise tatsächlich genau die Beschwerdepunkte festgestellt wurden, über die ich bereits seit Jahren klage, seien es die Augen, Hals oder Nase oder die rheumatischen Erkrankungen in Rücken und den Gelenken.
Anhand der festgestellten Erkrankungen und bestehenden Störfelder werden im Computerprogramm gespeicherte Medikamentenvorschläge aufgerufen und individuell auf den Patienten abgestimmt, wobei sich mittels des Verzeichnisses die passende Medikation bestimmen läßt und auch sofort am Pa-

tienten überprüft werden kann.

Danach wird ein Rezept ausgestellt, und es folgt eine zehnwö-chige Spritzkur, bei der die Substanzen in aufsteigender Po-tenz intramuskulär verabreicht werden.

Zum Ende der Spritzkur hin (nach sechs bis acht Wochen) kann, da hierbei nur homöopathische Produkte verwendet werden, eine Verschlimmerung der bestehenden Beschwer-den nicht ausgeschlossen werden bzw. gehen die chronischen Beschwerden in ein akutes Stadium über, um sich dann zu bessern.

Diese sogenannte Erstverschlimmerung ist grundsätzlich un-angenehm, aber harmlos, wobei die Beschwerden strecken-weise sogar ziemlich massiv verschlimmert werden können.

Den Arzt und mich erstaunen die Menge der verordneten Arz-neimittel. Normalerweise, so erläutert er mir, müßten bei den einzelnen Patienten nur bestimmte Bereiche des Körpers be-handelt werden. Hierbei würden erheblich weniger Medika-mente verordnet. Bei mir jedoch gibt es kaum eine Stelle, die nicht gewisse Defizite aufzuweisen hat.

Ich kann es mir anfänglich kaum vorstellen, daß alle diese Arz-neien zusammen in eine Spritze gegeben und dann injiziert werden. Allopathische Mittel werden grundsätzlich einzeln ver-ordnet und falls mehrere erforderlich sind, müssen sie oftmals zu unterschiedlichen Tageszeiten, und dann auch noch in zeit-lichen Abständen eingenommen werden.

Doch trotz dieser - für mich als Laien etwas merkwürdigen – Angelegenheit treten keinerlei Nebenwirkungen auf. Nach sechs bis acht Wochen beginnt bei mir die Phase der Erstver-schlimmerung und fällt auch ziemlich heftig aus.

Plötzlich werde ich mitten in der Nacht von Panikanfällen und Beklemmungen mit dem Gefühl „der Hals geht mir gleich zu" aus dem Schlaf gerissen. Dieser Zustand hält zwei bis drei Wochen an, in denen ich praktisch jede Nacht aufwache und unter Panikattacken leide.

Zu diesem Zeitpunkt beginne ich auch, mich noch unwohler, müder, abgeschlagener zu fühlen. Morgens komme ich schlechter als schlecht aus dem Bett, den ganzen Tag über

kann ich mich kaum zu etwas aufraffen. Tagsüber habe ich Schluckbeschwerden, als wenn mir der Hals zu eng würde. Ich habe Mühe, vernünftig und ausreichend zu essen. Ebenso habe ich ständig das Empfinden, mein Hals sei total ausgetrocknet, und den Wunsch, immerfort zu trinken.
Außerdem verstärkt sich mein Dauerschnupfen noch.
Auch vor meinen Rückenschmerzen macht diese Erstverschlimmerung keinen Halt. Sie verstärken und intensivieren sich erheblich. Gliederschmerzen kommen hinzu, ich fühle mich fast ständig, als wenn ich eine Grippe mit mir herumschleppen würde, die nicht richtig durchbricht, aber auch nicht verschwindet.
Die Schmerzen in meinen Fingergelenken verstärken sich ebenfalls. Kaum ein Tag, an dem mir nicht der eine oder andere Finger weh tut. Die Beschwerden wandern, sie springen willkürlich von einem auf das andere Gelenk über.

Kurz danach beginnt dann quasi die schlimmste Phase. Nach einem höchst angenehm verlaufenen Tag, an dem ich mit Peter einen langen Spaziergang unternommen habe, erleide ich abends einen unwahrscheinlichen Panikanfall, der ausgesprochen stark und langanhaltend ist. Plötzlich habe ich auch hier, wie schon zuvor nachts, das Gefühl, der Hals geht zu und ich ersticke. Circa zwei Stunden lang sitze ich auf den untersten Treppenstufen im Flur unseres Hauses, habe diese Erstickungsgefühle, schnappe nach Luft. Meine Mutter und mein Freund betreuen mich die ganze Zeit über, um mich zu beruhigen und so das Ende des Panikanfalls herbeizuführen.
Am liebsten würde ich mir sogar den Notarzt ins Haus bestellen. In dieser Zeit kämpft mein Verstand mit meinem Gefühl. Um mich zu beruhigen, würde ich gern die Meinung eines Arztes einholen, der Verstand jedoch sagt mir, daß der mir auch nicht allzusehr weiterhelfen kann. Er kann mir höchstens eine Beruhigungsspritze geben, abgesehen davon, daß er wahrscheinlich von den Behandlungsmethoden von Dr. Schulz nicht sehr viel halten wird. Mich dann auch noch rechtfertigen zu müssen oder Erklärungen abzugeben, dazu fehlt mir nun wirklich die Kraft.

Die Panik hält jedoch endlos lange an, ich lege mich später auf mein Bett, schieße aber immer wieder hoch, in der Annahme zu ersticken. Ich habe Todesängste auszustehen.

Nach circa vier Stunden habe ich mich soweit beruhigt, daß ich mich ausziehe und ins Bett lege und mein Freund seinen Wachposten verlassen kann. Meine Mutter schaut mehrfach nach mir, und ich verbringe eine ausgesprochen unruhige und praktisch schlaflose Nacht, in der Sorge, der Anfall könnte sich wiederholen.

Am folgenden Tag suche ich Dr. Schulz auf. Er meint, daß der massive Panikanfall in Zusammenhang mit der Erstverschlimmerung zu bringen sei. Er könne meine Ängste sehr wohl verstehen, wolle mich aber beruhigen, da er ein wirkliches „Ersticken" eher für unwahrscheinlich halte (sehr beruhigend!).

Zwar bin ich Dr. Schulz dankbar, daß er auf mich eingeht und mich sofort am Anfang der Sprechstunde empfängt. Er vermag mich allerdings nur kurzfristig zu beruhigen, da die Angst vor einem neuen Anfall tief in mir sitzt. Auch wenn vielleicht keine wirkliche Bedrohung vorhanden ist, so sind die Beschwerden bei einer akuten Panikattacke so täuschend echt, daß der klare Verstand aussetzt und nur noch das Gefühl einer akuten Gefahr all mein Denken beherrscht.

Er verschrieb mir zwei homöopathische Mittel, die meine Angst mindern sollen und, die ich bei Bedarf und in der Erwartung einer weiteren Attacke einnehmen kann. Diese Mittel benutze ich in der Folgezeit auch und ich muß sagen, daß sie weitere Attacken zwar nicht regelrecht verhindern, jedoch zur Linderung meiner Beschwerden beitragen.

Außerdem bieten sie eine, in meinen Augen, akzeptablere Form als die mir vorher verordneten Tranquilizer, die dazu noch abhängig machen können, oder auch die Anti-Depressiva, die einen akuten Angstanfall sowieso nicht behandeln können, sondern nur im Laufe einer mehrmonatigen Therapie und Einnahme für eine Linderung der Beschwerden sorgen können.

Nach diesem Besuch bei Dr. Schulz empfinde ich es als angenehm, mich mit einer seiner Arzthelferinnen austauschen zu können, die bereits ähnliche Erfahrungen wie ich gemacht hat und der der Arzt auch dauerhaft helfen konnte. Sie bestärkt mich darin, diese schwere Phase durchzuhalten, weil sich ein Erfolg nachher mit Sicherheit einstellen würde.

Die kommenden Wochen sind mir als ziemlich grausam in Erinnerung. Ständig kämpfe ich mit aufkommenden Angstgefühlen, die manchmal stundenlang anhalten.
In dieser Zeit ist mein komplettes Denkvermögen praktisch ausgeschaltet, da bei mir nur noch alles um den akuten Angstzustand kreist. Anfangs bin ich schon zufrieden, wenn ich einige wenige Stunden am Tag ohne ständige Angstgedanken verbringen kann.
Noch zweimal habe ich wirklich massive Angstzustände durchzustehen, da ich auf die vorbeugende Einnahme der vom Arzt verschriebenen homöopathischen Mittel verzichtet habe, was sich prompt rächt.
Einmal bezieht sich dieser Zustand wiederum auf die Furcht, mir könnte der Hals förmlich zugeschnürt werden.
Ein weiteres Mal habe ich gemütlich vor mich hingedöst und plötzlich das stark ängstigende Gefühl, ich würde aufhören zu atmen. Ich habe über Stunden das Bedürfnis, meine Atmung genau unter Kontrolle zu halten, da ich glaube, mein Körper ist nicht mehr in der Lage, dies allein zu bewerkstelligen.
Auch hier wiederum ist die ständige Zwiesprache, zuerst mit meiner Mutter, später mit meinem Freund, erforderlich, um mich wieder „auf den Teppich" zu bringen. Obwohl mein Freund von der Spätschicht kommt, verbringt er mehr als eineinhalb Stunden damit, mit mir durch die nächtlichen eiskalten Straßen zu laufen, bis die Panikattacke vergeht und nur noch ein ungutes Gefühl zurückbleibt, das Gefühl der Bedrohung, daß dieser Zustand noch einmal wiederkommen könnte.
Ich erlebe hier erstmals bewußt, daß Kälte einen ähnlichen Effekt hat wie ein Tranquilizer. Ich kenne den Mechanismus nicht. Die Kälte wirkt erheblich langsamer als ein Beruhigungsmittel, aber eindeutig ohne Nebenwirkungen. Da wir uns in der kalten Jahreszeit befinden, nutze ich diese Wirkung in der folgenden Zeit, wann immer Angstgefühle in mir hoch-

steigen.

In diesen Situationen möchte ich mit dem Leben abschließen. Ich habe den Gedanken, diese oder die nächste Sekunde könnte die letzte meines Lebens sein. Auf der anderen Seite versuche ich mir ständig selbst zu suggerieren, daß es sich hierbei schließlich nicht um die erste Panikattacke handelt und ich alle bisherigen schließlich auch überlebt habe. Gleichwohl bleibt ein Gefühl von völliger Ohnmacht. Ich habe einfach nicht die Macht und die Kraft, diesen Zustand zu ändern oder ihn ins Positive umzukehren. Gleichzeitig ist es, jedenfalls für mich, leider unangenehm, ein Gefühl der völligen Abhängigkeit von den Menschen um mich herum zu haben.

Im direkten Zusammenhang mit dieser Unselbständigkeit empfinde ich auch eine wohl verständliche Wut darauf, wieso es ausgerechnet mich getroffen hat. Manchmal versinke ich völlig in Selbstmitleid, bin neidisch auf alle und jeden, die es meiner Meinung nach besser haben als ich. Diese Phasen dauern glücklicherweise nie sehr lange an. Dann siegt die Kämpfernatur in meinem Innersten wieder und ich verspreche mir selber, daß ich den Krieg gegen die Krankheit oder die Krankheiten, wie immer sie heißen mögen, aufnehmen und gewinnen werde.

In diesen Zeiten kommt mir der Zustand meiner Cousine Karin wieder zu Bewußtsein. Trotz Behandlung kehrt der Krebs immer wieder zurück, bislang allerdings glücklicherweise nur an die Stelle, an der er auch ausgebrochen ist. Doch muß es ein wahrlich schockierendes Erlebnis für sie sein, wieder neue Krebsknoten an ihrem Körper zu ertasten. In der Klinik werden sie ihr entfernt. Jedesmal hat Karin die Hoffnung, daß es der letzte war, und immer wieder erfolgt das Entsetzen.

Zu den Chemotherapien begleitet sie grundsätzlich ein Familienangehöriger in die Klinik und bleibt tagsüber ständig bei ihr. Die ganze Familie, ihr Ehemann, die Eltern und Großeltern und alle Verwandten unterstützen Karin im Kampf gegen den Krebs. Ich selber suche sie auch mehrfach auf und hoffe, ihr irgendwie beistehen zu können.

Karin fährt mit ihrem Mann regelmäßig nach Süddeutschland,

wo es einem Arzt gelungen ist, eine naturheilkundliche Spritzkur zu entwickeln, die dem Krebs entgegenwirkt. Er hat sie bereits an sich getestet, da er selbst Krebs hatte und von der
herkömmlichen Medizin bereits aufgegeben worden war.
Karins Mann, ihre Eltern und Schwiegereltern und die engsten
Freunde versuchen, sie psychisch zu stabilisieren, indem sie
ihr möglichst alle ihre Träume und Wünsche erfüllen.

Karin nimmt trotz ihrer eigenen Erkrankung regen Anteil an
meinen Schwierigkeiten. Sie fragt öfter nach, wie ich mit Dr.
Schulz zurechtkomme, da ihr der Umgang mit ihm in der Zwischenzeit als immer schwieriger erscheint. Sie erzählt mir, daß
er sehr häufig von Launen geplagt wird und diese dann an den
Patienten ausläßt. Zur Zeit kann ich das nicht bestätigen. Bisher habe ich keinerlei Probleme mit ihm und bin mit seiner Betreuung sehr zufrieden.

Ich selber kämpfe zu diesem Zeitpunkt immer noch mit den
Erstverschlimmerungen der Spritzkur. Diese Phase dauert so
circa sechs bis acht Wochen an. Zwischenzeitlich erfolgt eine
Nachmessung, die zu dem Ergebnis führt, daß sich schon eine
ganze Menge getan haben muß. Es dauert allerdings noch ein
bißchen, bis ich das auch nachvollziehen kann, obwohl ich sagen muß, daß die Entwicklung in erster Linie positiv ist.
Es wird einfacher für mich, das Haus zu verlassen, wenn auch
immer noch in Begleitung einer mir bekannten Person. Der
Kreislauf der Panik ist hier durchbrochen. Ich erwarte nicht
ständig, daß neue Ängste in mir aufsteigen. Auch bei den
Fahrten zum Arzt, die etwa eine halbe Stunde dauern, erwarte
ich nicht mehr, dort nicht mehr heil anzukommen. Oft genug
habe ich geglaubt, die Strecke bis dort nicht lebend zu überstehen. Wie oft habe ich mir unterwegs eingeprägt, wo sich ein
Krankenhaus befindet oder es lief in meinem Kopf der Film ab,
ob die Leute wohl schnell genug reagieren werden und mir sofort den Weg zum nächsten Arzt aufzeigen. Jedesmal bin ich
glücklich, wenn die bekannte Autobahnabfahrt auftaucht, hier
weiß ich Bescheid und würde den Weg zum Krankenhaus
blind finden.

Kaum jemand, der nicht selbst Panikanfälle erlebt hat, wird nachvollziehen können, wie belastend diese Zeit ist.

Meine körperlichen Beschwerden nehmen drastisch ab. Der Dauerschnupfen, der mich schon seit Jahren geplagt hat, ist plötzlich verschwunden. So unauffällig, daß ich es fast nicht glauben kann. Auch die Schmerzen in den Fingern treten zunächst seltener, danach gar nicht mehr auf.
Zu diesem Zeitpunkt verliere ich auch stark an Gewicht, was, laut Arzt, damit zu erklären ist, daß der Körper versucht, Schadstoffe auszuschwemmen, die sich wohl in meinem Fettgewebe angesammelt haben.

Nach einer knappen Erholungsphase beginnt die zweite Spritzkur. Jedoch bedürfen deutliche weniger Körperteile einer Behandlung.
Auch hier treten die Symptome einer Erstverschlimmerung auf, bei weitem aber nicht so schlimm wie beim ersten Mal.
Das heißt, daß eine Entfernung von zu Hause, also der sicheren Fluchtburg, durch mich nicht mehr als so belastend empfunden wird wie vorher.
Auch bleibe ich allgemein aktiver, kann kurzfristig Geschäfte aufsuchen, meiner Freundin an ihrem Arbeitsplatz schon einmal „Guten Tag" sagen, über einen Flohmarkt bummeln. Insgesamt bin ich nicht mehr so angespannt, fühle mich bereits erheblich besser und leide auch nicht mehr unter Panikattacken. Zugestehen muß ich allerdings noch Angstgefühle, die mal stärker, mal schwächer auftreten, mit Vorliebe an den Wochenenden und da speziell samstags.
Zusätzlich treten weiterhin Schmerzen auf wie bei einer akuten Halsentzündung. Auch die Beschwerden in den Gelenken treten wieder verstärkt auf, jedoch nicht so auffällig wie bei der ersten Behandlungseinheit.
Diesmal beansprucht die Erstverschlimmerung auch nicht soviel Zeit, d.h. die Phasen, in denen es mir besser geht, werden länger, allerdings immer wieder mit „schlechten" Tagen durchsetzt.

Meine Einstellung verändert sich teilweise. Wo ich früher bei Arztbesuchen am liebsten gekniffen habe, um daheim in meinen „sicheren" vier Wänden zu bleiben, setzt inzwischen die Vernunft ein und teilt mir mit, daß es sicherer als in der Nähe eines Arztes, es wohl für einen Kranken nirgendwo sein kann.

Meine Infektanfälligkeit hat abgenommen. Es erleichtert mich ungemein, nicht mehr so empfindlich zu sein und deutlich mehr auszuhalten als zuvor.

Das Auge regeneriert sich vollkommen. Das heißt, die Pupille bekommt ihre ursprüngliche Form wieder. Ich bin zwar weiterhin lichtempfindlich, aber nicht mehr so sehr wie zuvor. Auch die migräneartigen Kopfschmerzen verschwinden. Als ich den Augenarzt zu einer routinemäßigen Untersuchung aufsuche, ist er von diesem Ergebnis sehr angetan. Glücklicherweise hat meine Sehkraft nicht gelitten.

Mit der Krankenkasse kann ich keine Einigung erzielen. Sie weigert sich weiterhin, das Krankengeld zu zahlen, obwohl sowohl praktischer Arzt, als auch Augenarzt und Orthopäde von einer körperlichen Erkrankung sprechen. Daß ich weiterhin mit Panik zu kämpfen habe, ist die eine Sache, die maßgebliche Erkrankung ist es jedoch nicht. Die Krankenkasse sucht aus jedem Attest, das mir ausgestellt wird, das Wort „Panik" heraus und führt es mir vor Augen. Selbstverständlich kommt diese Bezeichnung immer wieder vor. Ich kann und will sie auch einem eventuellen neuen Arzt gegenüber nicht verschweigen. Außerdem stehe ich dazu, Panik gehabt zu haben und auch noch anfallsartig zu haben. Alle anderen Diagnosen oder Hinweise auf andere Erkrankungen meinerseits werden von der Krankenkasse einfach ignoriert.

Auch an den Kosten für die alternative Behandlung will sie sich in keiner Form beteiligen. Obwohl die Erfolge inzwischen deutlich sichtbar sind, wird mein entsprechender Antrag nicht akzeptiert. Immer wieder wird hier auf die herkömmliche Medizin hingewiesen. Daß ich mich hiermit jahrelang mit eher geringem Erfolg habe behandeln lassen, interessiert nicht.

Warum bei der Behandlung durch die Elektroakupunktur ausgerechnet die Panikanfälle so massiv werden, ist nicht nachzuvollziehen. Auch Dr. Schulz schweigt sich zu diesem Thema aus.

Ich habe weiterhin mit meinen Rückenschmerzen zu kämpfen, die mir ein längeres Sitzen nicht gestatten und mich in der Bewegungsfreiheit einengen. Ich kann mit dem Auto oder sonstigen Verkehrsmitteln nur sehr kurze Strecken zurücklegen.

Nach wie vor ist die Frage ungeklärt, worum es sich bei dieser Geschichte handelt. Der Orthopäde will sich weiterhin nicht festlegen und die Krankenkasse sagt sich wohl, ohne genaue Diagnose auch kein Geld. Um mir Linderung zu verschaffen, soll ich fleißig Krankengymnastik machen, die bekommt mir indessen überhaupt nicht. Danach werden die Schmerzen noch schlimmer als zuvor.

Das wiederum kann der Arzt nicht nachvollziehen, angeblich liegt es nur an einer falschen Technik, die ich anwende. Ich wende aber nur die an, die mir der Physiotherapeut beibringt, und die verschafft mir keine Besserung.

Meine Bitte, mir statt dessen Massagen zu verordnen wird abgelehnt.

Angeblich kann nur durch die eigene Körperarbeit ein dauerhafter Erfolg erzielt werden. Außerdem bereitet mich der Orthopäde immer wieder darauf vor, daß die Beschwerden im Laufe der Zeit noch schlimmer würden, so daß ich dann nur durch gezielte Krankengymnastik die Chance erhalten würde, eine gewisse Beweglichkeit zu erhalten.

Ich selber entwickle inzwischen eine völlig andere Einstellung zu vielen Dingen. Geld bekommt einen ganz anderen Stellenwert für mich. Schließlich muß ich feststellen, daß man sich damit nicht alles erkaufen kann, und schon gar nicht die Gesundheit. Wo ich früher stolz war auf ein hohes Einkommen und all das, was ich mir damit erkaufen konnte, bin ich heute mit deutlich weniger zufrieden und statt dessen froh über jeden schmerzfreien Tag, den ich erlebe.

Ich entdecke auch, wie wichtig Freizeit ist. Zwar war ich nie ein Arbeitstier, aber durch meine Berufstätigkeit jeden Tag rund zwölf Stunden unterwegs. Dadurch blieben viele Sachen, die man als schön oder angenehm empfindet, zum Beispiel das

Lesen eines Buches oder auch die Gartenarbeit, auf der Strecke. Wo sonst alles schnell gehen mußte, habe ich jetzt viel mehr Zeit, mich mit einer Sache zu beschäftigen. Das aber wird in unserer leistungsorientierten Gesellschaft nicht anerkannt,. Wenn man nicht berufstätig und voll einsatzfähig ist, gehört man nicht dazu.

Da nicht abzusehen ist, wann ich wieder arbeitsfähig sein werde und sich der Konflikt mit der Krankenkasse ausweitet, sehe ich mich gezwungen eine Erwerbsunfähigkeitsrente zu beantragen. Irgendwie muß ich ja auch in Zukunft meinen Lebensunterhalt bestreiten.

10. Der Kampf mit den Ämtern oder die deutsche Bürokratie

Jetzt beginnt die wahre Zeit der Behördenlauferei. Zuerst einmal beantrage ich Rente. Bis hierüber entschieden ist, steht mir Arbeitslosengeld zu, welches ich als nächstes beantrage. Von dem Sachbearbeiter des Arbeitsamtes werde ich fast nicht vorgelassen, da er diesen Passus nicht kennt und meint, mir würde kein Geld zustehen. Ich kann ihn dann doch überzeugen, das Formular entgegenzunehmen und den Vorgang zu bearbeiten.

Etwa gleichzeitig entschließt sich die Krankenkasse, mich doch noch einmal von ihrem medizinischen Dienst „begutachten" zu lassen. Hierbei handelt es sich um ein einstündiges Gespräch mit einem Neurologen, der wohl die Order bekommen hat, herauszufinden, ob ich nun hauptsächlich mit Panikattacken zu kämpfen habe oder nicht. Eine körperliche Untersuchung findet interessanterweise nicht statt.

Der Gutachter befindet denn auch nach einem 45minütigen Gespräch, daß ich seiner Meinung nach *nicht* mehr hauptsächlich unter Panikattacken leiden würde, empfiehlt jedoch zur Abklärung meiner Rückenschmerzen eine Untersuchung durch einen Rheumatologen.

Es ist schwer, einen solchen zu finden, selbst in der nahe gelegenen Großstadt. Schließlich gelingt es mir. Doch ich muß zu meinem Schrecken feststellen, daß seine Praxis von Hilfesuchenden überlaufen ist. Das mindert natürlich wieder die Chance, daß der Arzt sich ausführlich mit dem einzelnen Patienten beschäftigen kann und auch will.

Während meines Gesprächs mit dem Doktor versuche ich ihm meine Beschwerden möglichst genau zu schildern. Auch ihm verschweige ich die Panikerkrankung und auch meine sonstigen gesundheitlichen Probleme nicht. Nach eingehender Untersuchung, Blutentnahme und einer Röntgenaufnahme bin ich entlassen.

Zwei Wochen später soll ich noch einmal in seiner Praxis erscheinen, um über das Ergebnis der Untersuchungen informiert zu werden.

Die Diagnose lautet auf „nichtserologische Spondarthropie", einer Unterform von Rheuma. In meinem Blutbild ist die Diagnose nicht zu festigen, er bestätigt aber, daß es Veränderungen an meiner Wirbelsäule gibt, die auch im Vergleich zum davorliegenden Sommer schlimmer geworden sind, meint jedoch, eine Behandlung mit typischen Rheumamitteln würde bei Schmerzen vollkommen ausreichen. Auch er erwartet eine weitere Verschlimmerung der Erkrankung im Lauf der Zeit. Für eine weitere Behandlung sieht er einen späteren Zeitpunkt für geeignet an.

Den Clou erfahre ich allerdings erst nach Erhalt seines Berichtes. Hierin äußert er den Verdacht, unter Bezugnahme auf die Schilderung meiner gesamten Beschwerden, daß das Krankheitsbild eventuell psychosomatischer Natur sein könne, da ich ja über so vielfältige Beschwerden klagen würde. So viele und so unterschiedliche Krankheiten könne ja schließlich kein Mensch haben.

Grund genug für den schon genannten Gutachter des Medizinischen Dienstes der Krankenkassen, meinen Antrag auf Krankengeld nicht zu genehmigen, mit der Begründung, der Rheumatologe habe ja jetzt quasi bestätigt, daß zwischen der damals diagnostizierten Vorerkrankung „Panikattacken" und meiner jetzigen Erkrankung ein ursächlicher Zusammenhang bestehe und das, obwohl er selber nur kurz vorher festgestellt hat, daß ich nicht mehr an einer Panikerkrankung leide. Diese plötzliche Meinungsänderung entsetzt mich noch mehr als alles andere. Vor allen Dingen, da der Gutachter all dies schriftlich festgelegt hat, sich selber widerspricht und sein eigenes Gutachten jetzt ignoriert, weil sich hier ja wieder einmal die Gelegenheit bietet, mir das Krankengeld vorzuenthalten.

Obwohl der Arzt trotz allem eine Art von Rheuma festgestellt hat, reagiert die Krankenkasse dennoch wieder nur auf den Passus von der Erkrankung „psychosomatischer Natur". Außerdem verstehe ich nicht, daß der Arzt sich anmaßt, auch meine anderen Krankheiten zu kommentieren, die ich ihm zwar freundlicherweise mitgeteilt habe, aber nur unter dem Aspekt, daß er sich ein komplettes Bild machen konnte. Als Rheumatologe, so finde ich, steht ihm eine Beurteilung aller anderen Beschwerden, die nicht in diesen Bereich fallen, gar nicht zu. Auch oder besonders, wo er wußte, wozu dieser Bericht diente.

Interessant in diesem Zusammenhang ist für mich, daß das Rheuma trotz allem eindeutig als körperliche Erkrankung bezeichnet wird. Schließlich sind die Auswirkungen des Rheumas auf dem Röntgenbild eindeutig zu identifizieren und werden auch gar nicht bestritten.

Hätte ich jetzt eine andere Krankheit bekommen oder wäre auf einen anderen Mediziner getroffen, wären die Diagnose und der Bericht mit großer Wahrscheinlichkeit vollkommen anders ausgefallen.

Von Arbeitsamt und Rentenversicherungsanstalt höre ich zuerst einmal eine Zeitlang nichts. Der Rentenversicherungsträger meldet sich nach circa einem Monat bei mir und gibt mir Datum und Uhrzeit an, zu der ich mich bei einem seiner Gutachter vorstellen soll.

Hierbei handelt es sich um einen Orthopäden. Auch er untersucht mich wieder, auch hier wird Blut abgenommen. Zusätzlich werden aber eine ganze Menge Röntgenaufnahmen erstellt (was ich wegen der Röntgenbelastung nicht gerade toll finde). Gleichzeitig darf ich ihm meine Beschwerden und Probleme schildern, außerdem behält er einige meiner Unterlagen

zwecks weiterem Studiums bei sich.
Er stellt folgende Diagnose:
- Morbus Baastrup
- Verdacht auf Infekt-Myopathie.

Es handelt sich hier um zwei verschiedene Gutachter, beide haben mich untersucht, beiden war freigestellt, mich zu röntgen bzw. mir Blut abzunehmen, soviel sie wollten. Die Gutachter wissen nichts voneinander, stellen jedoch völlig unterschiedliche Diagnosen bei ein und demselben Beschwerdebild und bei denselben, von mir zur Verfügung gestellten Unterlagen und Schilderungen meiner Krankheiten. Übrigens interessiert sich der für die Rentenversicherungsträger tätige Gutachter in keiner Weise für meine Panikanfälle. Ihm ist, wie er betont, nur daran gelegen, aufgrund der vorliegenden objektiven Unterlagen, also Röntgenbilder und Blutanalyse eine Diagnose zu stellen. Für Spekulationen sieht er sich nicht zuständig, und die Panik gehört für ihn in einen ganz anderen Bereich, mit dem er sich nicht zu beschäftigen hat und auch nicht beschäftigen will.
Der Gutachter der Rentenversicherung stellt es dieser allerdings anheim, noch einen zweiten Facharzt zu Rate zu ziehen, da er allein nicht bereit ist, für eine Erwerbsunfähigkeitsrente für mich zu plädieren. Er stellt trotzdem fest, daß ich seiner Meinung nach zur Zeit nicht voll arbeitsfähig bin und sicherlich keine ganzen Tage arbeiten kann.
Es ärgert mich, daß gerade der Rheumatologe eine solch merkwürdige Diagnose stellen muß. Mit dem Gutachten des für die Rentenversicherung tätigen Arztes hätte ich wenigstens noch eine kleine Chance auf den Erhalt des Krankengeldes gehabt. So ist diese, das Geld zumindest kurzfristig noch zu erhalten, zunächst vertan.
Wieder einmal muß ich feststellen, wie angewiesen ich auf die Diagnose eines Arztes bin. Gerade davon, wie er einen Befund interpretiert, kann es abhängen, ob mir Zahlungen zustehen oder nicht. Auch hier frage ich mich wieder, wie zwei doch sicher von der Qualifikation ähnlich ausgerichtete Mediziner so unterschiedlicher Meinung sein können.

Wie unbedeutend erscheinen mir meine Probleme ein weiteres Mal, als ich von der Entwicklung der Krebserkrankung meiner Cousine Karin erfahre. Inzwischen ist der Krebs bei ihr erneut zurückgekehrt und hat Metastasen gebildet.

Vorläufig muß sie, da sie unter sehr großen Schmerzen leidet, sogar Morphium erhalten.

Die Ärzte raten ihr dringendst zu einer weiteren Chemotherapie, zu der sie sich auch bereit erklärt. Sie möchte diese allerdings in einer Klinik durchführen lassen, die auf die Behandlung von Krebspatienten spezialisiert ist. Dort schätzt sie, daß keine solch sterile Krankenhausatmosphäre herrscht und das Personal ganz besonders freundlich und zuvorkommend ist.

Schon kurz danach kann sie mit der Chemotherapie beginnen und wir alle, Verwandte, Freunde und Bekannte, hoffen, daß sie noch eine Chance hat, den Krebs zu besiegen. Langsam bekommen wir aber auch Angst, daß sie den Wettlauf mit der Zeit verlieren wird. Sie wird in wenigen Monaten 28 Jahre alt.

Selbstverständlich verlieren wir ihr gegenüber hierüber kein Wort. In Gesprächen ist sie jedoch oftmals von einer merkwürdigen Gelassenheit. Ich rätsele herum und weiß nicht, wie sie selber zu ihrer Erkrankung steht. Auch anderen, die ihr noch näher stehen, fällt es schwer, Zugang zu ihr zu bekommen.

Trotz allem versäumt es Karin nie, sich auch regelmäßig nach mir zu erkundigen.

Das, was mich betrifft, kommt mir im Gegensatz hierzu relativ nichtig vor, dennoch muß ich mich damit beschäftigen, schließlich erhält ein Außenstehender kaum Einblick in Familieninterna, und niemand kann voraussehen, wie sich die Dinge entwickeln werden, so daß mir kein anderer Weg bleibt als der, immer nach vorne zu schauen.

Kurz danach erhalte ich weitere Einladungen zu Gutachtern, einmal von der Versicherungsanstalt und einmal vom Arbeitsamt. Beide Termine finden an einem Tag in Abständen von nur zwei Stunden in circa 30 km voneinander entfernten Orten statt. Meiner Bitte, einen der Termine zu verlegen, wird nicht entsprochen. Ohne zu fragen, ob ich überhaupt ein Auto besitze und die Termine zeitlich schaffen kann, setzt man dies voraus. Der Vormittag wird zu einer einzigen Hetzjagd.

Bei dem Gutachter der Rentenversicherung handelt es sich um einen Internisten. Bei ihm frage ich mich wirklich, ob ich an der richtigen Stelle bin. Er interessiert sich kaum für die mitgebrachten Unterlagen und blättert sie gelangweilt und desinteressiert durch. Auch das Gespräch, in dem er mich nur knapp nach meinen Beschwerden befragt, scheint seine Aufmerksamkeit nicht wecken zu können.

Es scheint ihm lästig zu sein, überhaupt seiner Tätigkeit nachgehen zu müssen. Eine Berufung, die ich bei einem Arzt immer voraussetze, oder eine besondere Sorgfalt bei dieser Begutachtung kann ich nicht erkennen.

Irgendwelche Untersuchungen außer der Reihe hat er nicht vorgenommen. Er hinterläßt nicht den Eindruck, als wenn er sich besonders für die Patienten oder deren Schicksale interessiert. Anscheinend spult er nur das vorbestimmte Ritual ab, den Rest läßt er außen vor.

Nach Erhalt der Befunde steht für ihn fest, daß mir nichts weiteres fehlt, da die von ihm durchgeführten Blutuntersuchungen sich im normalen Bereich befinden. Damit bin ich für ihn voll arbeitsfähig.

Die Gutachterin des Arbeitsamtes macht anfänglich einen sehr guten Eindruck. Sie läßt sich meine Beschwerden sehr intensiv schildern und interessiert sich auch für die Befundunterlagen, erstellt hiervon sogar teilweise Kopien. Sie erklärt mir sogar, daß sie in einem Attest darauf hinweisen will, daß ich arbeitsunfähig bin, und rät mir, mich behandeln zu lassen, schlägt eine Kur vor, damit ich wieder zu Kräften komme.

Mein Eindruck ist mehr als positiv. Ich habe das Gefühl, endlich einmal von einem dieser Gutachter voll angenommen und akzeptiert zu werden. Sie nimmt sich sehr viel Zeit, betrachtet den einzelnen nicht als Sache. Schon wieder keimt in mir die Hoffnung auf, so angenommen zu werden wie ich bin, mit meinen Problemen und Schwierigkeiten.

Nach Erhalt dieses Gutachtens bin ich höchst erstaunt und enttäuscht zugleich. Sie hat sich keine Mühe gemacht, die von ihr vorgenommenen Untersuchungen zu dokumentieren bzw.

hierzu einen Kommentar abzugeben. Auch von den genannten Äußerungen und Ratschlägen ist nichts mehr zu hören und zu sehen. Anscheinend will sie zu einem, solch heiklen Thema dann doch keinen Kommentar abgeben. Sie beruft sich in einem zweizeiligen Schrieb auf das Gutachten der Rentenversicherung und bittet darum, dieses zu berücksichtigen.

Dummerweise habe ich ihr tatsächlich beim Abschied erzählt, daß ich am gleichen Tag vorher den Termin beim Gutachter der Rentenversicherung hatte. Das hätte ich wohl lieber unterlassen, aber jetzt kann ich es nicht mehr rückgängig machen. Wer konnte denn auch ahnen, daß sie es sich so einfach machen würde.

Wieder einmal bin ich zutiefst enttäuscht und muß feststellen, wie sehr man sich doch in einem Menschen irren kann. Ich klammere mich daran, daß doch irgendwann einmal Licht am Ende des Tunnels zu sehen sein muß.

Glücklicherweise hat diese Geschichte keine Auswirkungen auf die Zahlung des Arbeitslosengeldes, da ein endgültiger Bescheid der Rentenversicherung nicht vorliegt und daher auch weiter an mich gezahlt werden muß. Wenigstens bringt mich das nicht in finanzielle Bedrängnis. Dieses Geld ist zwar nicht so hoch angesetzt wie Krankengeld oder gar Arbeitslohn, aber es sichert meine grundsätzlichen Bedürfnisse ab.

Inzwischen schaffe ich es, mich unter Leuten, wenn Angst hochkommt, selbst dahingehend zu beeinflussen und mir zu sagen, bleib ruhig hier, Mädchen, es wird dir nichts passieren. Und ich schaffe es, mich hiervon zu überzeugen. Unsicherheiten kann ich gut vertuschen, so daß niemand, der meine Problematik nicht kennt, etwas merken würde. Das ist ein richtig angenehmes Gefühl, da ich sonst schon einmal mitleidig von der Seite angesehen werde bzw. um drei Ecken zu hören bekomme, man glaube inzwischen, daß ich krank sei, man sehe es mir ja an.

Seit Beginn der Behandlung habe ich rund elf Kilo abgenommen. Jetzt wiege ich noch gerade 50 Kilo. Daß das bei jemandem, der von Natur aus nicht zu Übergewicht neigt, natürlich besonders auffallen muß, ist mir klar. Ich bin der Meinung, wirklich genügend Gewicht verloren zu haben. Soviel Fettgewebe kann ich doch eigentlich kaum besitzen.

Sämtliche Kleidungsstücke sind mir zu weit geworden, so daß ich meine Garderobe erneuern muß. Das einzige, was ich daran positiv sehe, ist, daß ich plötzlich Hosen tragen kann, die mir selbst vor 15 Jahren zu eng gewesen sind. Das bedeutet nicht, daß ich mit meiner Figur unzufrieden gewesen wäre, aber da ich zur Zeit mit dieser Situation leben muß, versuche ich das beste daraus zu machen.

Inzwischen bemerke ich weitere Fortschritte dank Dr. Schulz' Behandlung. Ich bin bei weitem nicht mehr so müde, abgeschlafft, das Konzentrationsvermögen nimmt zu. Ich schlafe zwar nachts immer noch viel, aber tagsüber benötige ich nicht mehr so viele Ruhepausen wie zuvor.

Den Orthopäden habe ich nochmals aufgesucht. Bald sehe ich hierin jedoch keinen Sinn mehr, da er sich nach wie vor nicht festlegen will, was meine Rückenschmerzen angeht. Es bleibt bei seinen vagen Äußerungen. Zwar bleibt er dabei, daß Panik und Rückenbeschwerden zweierlei Ursachen haben, zu einer genauen Diagnose ist er aber weiterhin nicht bereit.

Außerdem empfinde ich die Wartezeiten in seiner Praxis als ausgesprochen unangenehm. Kein einziger Termin wird eingehalten, selbst am Beginn oder am Ende der Sprechzeiten. Auch Menschen, die unter großen Schmerzen leiden oder gestürzt sind, werden abgewiesen und auf den nächsten Tag vertröstet. Das sind Tatsachen, die ich so einfach nicht akzeptieren kann.

In der Zwischenzeit habe ich weiter an Gewicht verloren, so daß ich nur noch 44,5 Kilo wiege. Extrem wenig meiner Meinung nach. Diese Gewichtsreduzierung bereitet mir massives Kopfzerbrechen. Mehrfach frage ich bei Dr. Schulz nach, ob das alles seine Richtigkeit hat, aber er beschwichtigt mich immer wieder.

Die einzige Frage, die mir gestellt wird, ist die, ob ich Appetit habe und genügend essen würde. Das kann ich nur bestätigen. Deswegen wundert mich die Gewichtsabnahme ja auch so, weil ich ziemlich große Mengen an Essen zu mir nehme, die aber scheinbar überhaupt nicht anschlagen.

In diesem Punkt fühle ich mich von Dr. Schulz nicht angenommen. Meines Erachtens beruht diese unfreiwillige Schlankheitskur schließlich auf seiner Therapie, und ich finde, daß es so nicht weiter gehen kann. Manchmal mache ich mir Sorgen, daß ich irgendwann umkippe und mein Kreislauf Purzelbäume schlägt, wenn diese Gewichtsabnahme nicht gestoppt wird. Dr. Schulz meint jedoch nur, wenn der Körper alle Schadstoffe abgestoßen hätte, dann würde ich automatisch wieder an Gewicht zulegen. Sein Optimismus in diesem Punkt scheint unverbesserlich zu sein, er trägt dennoch nicht zu meiner Beruhigung bei.

Selbst seine Arzthelferinnen machen sich langsam Gedanken um mich. Sie beruhigen sich dann aber selber damit, daß ihr Chef schon weiß, was richtig ist. Ich kann das nur hoffen.

Es macht mir keinen Spaß mehr, daß ich eine so geringe Konfektionsgröße tragen kann. Die Sorge, daß ich weiterhin an Gewicht verliere, ist einfach zu groß.

Mein Zustand bezüglich der Panik scheint sich jetzt endgültig stabilisiert zu haben. Mir macht es wieder Spaß, unter Leute zu gehen, und es drängt mich auch nicht mehr schnell nach Hause. In mir macht sich eine große Erleichterung breit, als es soweit ist. Schließlich habe ich bis zum Schluß nicht verstehen können, wie Dr. Schulz' Behandlung ausgerechnet zu einer Verschlimmerung meiner Panik führen konnte.

Das einzige, was sich nach all diesen Behandlungen nicht bessert, sind die Beschwerden im unteren Rückenbereich. Egal, was gemacht wird, es hat hierauf keinen Einfluß. Die Schmerzen verfolgen mich überallhin. Noch immer kann ich keine längere Zeit sitzen, nicht längere Zeit Auto fahren. Ich stehe am liebsten, da mir das immer noch die wenigsten Beschwerden bereitet. Ich weiß nicht, wie oft ich irgendwelchen Leuten erklären muß, warum ich stehe. Meist ernte ich sowieso nur Kopfschütteln, sie verstehen es einfach nicht. Immer wieder kommt die Frage, wie die Krankheit denn heißt. Da ich es nicht weiß, komme ich mir komisch vor, genau das immer sagen zu müssen, aber schließlich kann ich auch keinen Namen hervorzaubern.

Während ich mich mit diesen Schwierigkeiten herumschlage, ist der Kampf meiner Cousine Karin ein ganz anderer geworden. Inzwischen hat sie mehrere Einheiten der Chemotherapie hinter sich. Zuerst macht sich auch ein positiver Eindruck breit, die Behandlung scheint anzuschlagen, sie benötigt über einen längeren Zeitraum keine Morphiumgaben mehr. Jedoch sind die Metastasen weiterhin vorhanden und bilden sich trotz intensiver Therapie nicht zurück.

Kurz nach ihrem 28. Geburtstag verschlechtern sich ihre Blutwerte so dramatisch, daß sie sofort in die Spezialklinik eingeliefert wird. Dort versuchen die Ärzte, alles um ihr Leben zu retten, und wir alle hoffen bis zur letzten Sekunde, daß sie erfolgreich sein werden.

Die Metastasen haben allerdings ihren ganzen Körper befallen. Das einzige, was die Ärzte noch für sie tun können, ist ihr die Schmerzen zu nehmen. Sechs Wochen nach ihrer Einlieferung schläft sie friedlich ein.

Ihr Mann, ihre Eltern und die anderen engen Angehörigen begleiten sie bis zur letzten Minute. Alle sind schwer erschüttert über diesen Verlust. Karins Eltern betonen jedoch, daß sie ihren Tod nur noch wie eine Erlösung angesehen haben und schon Wochen und Monate vorher innerlich von ihr Abschied genommen haben.

Bei der Beerdigung sind viele Menschen anwesend. Sie und wir alle wollen ihr die letzte Ehre erweisen. An Stelle von Blumen hat sich Karin eine großzügige Spende für die Krebsklinik gewünscht. Wir erfüllen ihr diesen letzten Wunsch.

Es ist erschütternd, mit ansehen zu müssen, wie sich Eltern und Großeltern von ihrem einzigen Kind bzw. Enkelkind verabschieden müssen.

Danach fällt es mir schwer, mich wieder mit meinen eigenen Problemen zu beschäftigen. Hier ist es mir sehr deutlich geworden, wie schnell das Leben vorbei sein kann. Es belastet mich auch sehr, daß zwischen dem Ausbruch und der Entdeckung der Krankheit bei ihr und ihrem Tod nur dreieinhalb Jahre vergangen sind. Ich hatte geglaubt, daß aufgrund der heutigen Medizin viel mehr zu erreichen wäre und ihr zumindest einige Jahre mehr ohne die ständige Bedrohung durch den Krebs hätten bleiben können.

Zwischenzeitlich ist mein Rentenantrag in der ersten Instanz von der Versicherungsanstalt abgelehnt worden. Nach Meinung der ersten beiden Gutachter wäre ich gesundheitlich nicht genügend eingeschränkt und könnte daher einer Erwerbstätigkeit nachgehen.

Auch wenn sich die beiden Mediziner, die mich untersucht haben, nicht einig waren, inwiefern ich arbeitsfähig bin, und ob nicht doch irgendwo ein größeres gesundheitliches Problem besteht, fällt es dem Versicherungsträger anscheinend leicht meinen Antrag grundsätzlich abzulehnen.

Daraufhin habe ich sofort Einspruch eingelegt. Dieser Einspruch sichert mir auch die Fortzahlung des Arbeitslosengeldes als Übergangsgeld.

Danach werde ich zu einem weiteren Gutachter vorgeladen. In der Zwischenzeit hat sich die Rentenversicherung Unterlagen meiner Krankenkasse kommen lassen, in denen natürlich sehr viel von Panik die Rede ist. Deswegen erscheint es nur natürlich, daß ich als nächstes zu einem Neurologen bestellt werde. Ich reagiere allerdings erstaunt und auch ärgerlich, als ich erfahre, wer dieses Gutachten erstellen soll. Es ist niemand anderes als der Neurologe, bei dem ich anfänglich in Behandlung war. Sicher kann die Rentenversicherung das nicht wissen, aber der Neurologe hätte meiner Meinung nach in seinen Unterlagen nachschauen müssen, ob ich bereits einmal Patient bei ihm war, ehe er mir eine Einladung zwecks Begutachtung zuschickt.

Als ich den Termin bei ihm aus dem genannten Grund absage, ist man in der Praxis höchst erstaunt. Ich will aber schließlich ein unabhängiges Gutachten haben, und das erscheint mir hier unmöglich. Die Rentenversicherungsanstalt hat denn auch Verständnis für mein Schreiben, in dem ich um Gestellung eines neuen Gutachters bitte. Diese akzeptiert mein Verlangen auch ohne jeglichen weiteren Kommentar.

Bis ich zu dem vorgelassen werde, vergeht wiederum eine geraume Zeit, aber dieser entpuppt sich als Glücksgriff.

Der Neurologe befragt mich intensiv nach den Beschwerden, die ich habe, nach den Krankheiten, die ich durchgemacht habe etc. Er interessiert sich für alles. Er macht einen genau gegenteiligen Eindruck zu seinen Kollegen, die immer den Anschein hatten, nicht bei der Sache zu sein und sowohl unter Erfolgs- als auch unter Zeitdruck zu stehen. Dieser hier hört sehr gut zu, fragt immer wieder, läßt sich natürlich auch die Familiengeschichte schildern, fragt nach der Beziehung zu Eltern und Großeltern.

Er läßt sich sogar meine weiteren Befundunterlagen bringen und schaut sich die markanten Blätter an. Der erste, der das so intensiv tut.

Er zeigt auch Interesse für die Chlamydien- und die Borreliengeschichte und scheint einen Teil meiner Beschwerden diesen Erkrankungen zuordnen zu können.

Mehrfach betont er bei dem Gespräch, wie lebhaft ich ihm erscheine, welche Energie ich hätte. Er äußert ebenso mehrfach die Überzeugung, daß ich alle diese Krankheiten mit allem drum und dran in den Griff bekäme und eines Tages wieder gesund würde. Falls jedoch ein kleiner Rest übrigbliebe, würde ich sicherlich lernen, mit diesem zu leben.

Er fragt auch nach, warum ich der Meinung bin, zur Zeit nicht arbeiten zu können.

Ich lege ihm dar, welche Beschwerden und Schmerzen ich häufig im Rücken habe, meine immer noch bestehende Empfindlichkeit, meine Konzentrationsschwächen.

Er scheint für die ganze Problematik Verständnis aufzubringen. Auch eine körperliche Untersuchung führt er selbstverständlich durch.

Zum Abschluß teilt er mir mit, er wolle den Versicherungsträger dahingehend informieren, daß er mir eine Rente für zwei Jahre bewilligen solle, so daß ich Zeit habe, mich zu regenerieren und die ganze Sache in den Griff zu kriegen.

Seiner Meinung nach sei meine Krankengeschichte etwas arg

happig, daher stünde mir die Rente sicherlich zu. Er beabsichtigt, aufgrund dieser Tatsache bei der Versicherung meine Rente zu befürworten.

Damit wäre mir sicherlich schon geholfen, ich hätte für einen klar umrissenen Zeitraum ein sicheres und festes Einkommen und könnte mich weiterhin meiner Genesung widmen.

Er fragt mich auch nach der Panik. Ich erklärte ihm, daß ich nur in bestimmten Situationen Panik verspüren würde, zum Beispiel bei großen Menschenansammlungen oder bei sehr viel Hektik und Geräuschen in Räumen. Er gibt zu, daß hierbei vielen Leuten mulmig würde, das ginge nicht mir allein so.

Er fragte auch nach, wie die Panikerkrankung damals behandelt worden wäre, und ich erzähle ihm von den drei Ärzten, die mich behandelt haben und von den verordneten Medikamenten.

So nett der Arzt auch ist, so lange dauert es, bis er seinen Bericht schreibt und auch endlich an den Versicherungsträger abschickt. Ich erkundige mich regelmäßig danach, muß aber feststellen, daß sich bei ihm diesbezüglich rund fünf Monate lang gar nichts tut.

Das Arbeitsamt fragt auch nach dem Bericht. Diesem kann ich leider auch nur die gleiche Auskunft erteilen, schließlich bin ich selber daran interessiert, die ganze Geschichte möglichst bald zu beenden.

Positiv dagegen entwickelt sich mein Gewicht. Ich nehme langsam, aber konstant zu. Ich traue meinen Augen fast nicht, als ich diese Entwicklung zunächst nur auf der Waage bemerke. Darüber bin ich höchst erleichtert. Ich bin tatsächlich dazu übergangen, jeden Abend auf die Waage zu steigen und kann mich nicht zurückhalten, meine Mutter und Peter sofort über das Ergebnis zu informieren. Beide freuen sich mit mir, und ich bin erleichtert, auch diese Phase hinter mir gelassen zu haben.

Inzwischen hat Dr. Schulz einen weiteren Termin veranlaßt, bei dem bei mir nochmals eine Thermographie durchgeführt werden soll. Als er das Ergebnis sieht, kommt es zu einem

Eklat in seiner Praxis. Anscheinend entsprechen die dort aufgezeigten Kurven nicht dem, was er erwartete, jedenfalls bekommt er unmittelbar darauf einen Tobsuchtsanfall.

In der Zwischenzeit habe ich festgestellt, daß er nicht immer so pflegeleicht ist, wie ich anfänglich angenommen habe. Doch hat er sich in meiner Gegenwart immer zurückgehalten, war höflich und zuvorkommend.

Daher kann ich mir seinen plötzlichen Ausbruch kaum erklären, und er kommt für mich auch vollkommen überraschend. Jedenfalls, so erfahre ich, ist Dr. Schulz der Meinung, daß der Heilungsprozeß bei mir zu langsam fortschreiten würde. Er kann sich das nicht anders erklären, als daß meine weitere Gesundung sich verzögert, da ich mein Gebiß noch nicht hätte sanieren und von Amalgamplomben befreien lassen.

Zwar erwähnte er vor einiger Zeit einmal meine Plomben und bat mich, auch über eine Sanierung nachzudenken, aber von einem „muß" war nie die Rede. Jetzt plötzlich soll alles daran liegen.

Wie ich diesen Ausspruch kenne! Der Arzt damals sagte auch, wenn ich mir die Mandeln nicht entfernen lasse, kann ich nicht gesund werden. Später hieß es, ich müsse wohl für den Rest meines Lebens regelmäßig Anti-Depressiva nehmen.

Nur, bei Dr. Schulz hätte ich das nicht gedacht.

Kurze Zeit später versuche ich, noch einmal ein vernünftiges Gespräch mit ihm zu führen. Wieder erklärt er das gleiche, diesmal kommt es gleich noch besser. Er sagt, wenn ich mir nicht die Amalgamplomben entfernen ließe, wäre das ein Zeichen für ihn, daß ich überhaupt nicht arbeiten und gesund werden wollte.

Als ich meinte, das wäre schon unverschämt, was er da sagte, erwiderte er, wenn ich das Wort unverschämt noch einmal benutzen würde, würde er mich verklagen. Ich finde das alles verdammt happig. Mein Vertrauen in ihn als Arzt festigt das alles jedenfalls nicht.

Vor allen Dingen bedeutet es auch ein unwahrscheinliches finanzielles Problem, sich die Zähne einfach mal so sanieren zu lassen. Ohne konkreten medizinischen Hintergrund übernimmt hierbei, für mich sogar verständlich, keine Krankenkasse die

Kosten. Woher ich das Geld nehmen soll, um so etwas privat durchführen zu lassen, das kann auch Dr. Schulz mir nicht erklären.

Das einzige, was er mir noch freudestrahlend mitteilt, ist, daß er selber sich sein Gebiß für mehr als 15.000,-- DM hat sanieren lassen. Das hilft mir auch nicht weiter.

Ich überlege jetzt ernsthaft, was ich machen soll, einen anderen Arzt suchen, ich weiß es noch nicht.

Bis dahin bemühe ich mich Dr. Schulz möglichst aus dem Weg zu gehen, um ihm nicht die Möglichkeit neuer Angriffe auf mich zu gestatten.

11. Ein Arztwechsel - der richtige Schritt zum richtigen Zeitpunkt?

Anfang 1993 stehe ich also ein weiteres Mal vor dem Problem zu entscheiden, ob ein Arztwechsel angebracht ist oder nicht.

Es ist nicht nur diese Frage, sondern auch die, ob ich von einem neuen Mediziner angenommen werde oder nicht. Ist er bereit, meinen Schilderungen Glauben zu schenken oder lehnt er mich von vornherein ab?

Es ist ein höchst mühseliges Unterfangen, immer wieder jemanden von bestehenden Tatsachen überzeugen zu müssen, immer wieder von neuem die eigene Glaubwürdigkeit unter Beweis stellen zu müssen. Dabei macht es keinen Unterschied, ob es sich hierbei um einen Arzt oder einen Normalbürger handelt. Nur von der ärztlichen Meinung hängt leider viel mehr ab.

Mein Vertrauen in Dr. Schulz ist nachhaltig gestört. Wie kann er nur von mir verlangen, alle Amalgamplomben entfernen zu lassen, ohne genau zu wissen, ob nach dieser Prozedur ein Erfolg eintreten wird? Wie kann er meine Gesundung jetzt einzig und allein von diesem einen Thema abhängig machen? Er, der selber erkannt und festgestellt hat, daß bei mir mehrere Komponenten ineinander greifen? Wie kann er nur behaupten, daß ich nicht gesund werden wollte?

Dieses Verhalten trifft mich schwer. Schließlich bin ich immer gern arbeiten gegangen, und schon allein aus finanziellen Überlegungen sind seine Beschuldigungen nicht zu halten. Als gesunder Mensch ist es mir viel einfacher möglich, meinen Lebensunterhalt zu bestreiten und einen erheblich höheren Lebensstandard zu halten. Außerdem widerstrebt es mir zutiefst, auf Dauer auf die Zahlung von irgendwelchen Ämtern angewiesen zu sein. Schon allein, wenn ich daran denke, wieviel Formulare ich für eine einzige Zahlung ausfüllen muß, wie viele Nachweise ich erbringen muß und wieviel Zeit ich auf den einzelnen Ämtern verbringe, erübrigt sich eigentlich jegliche Diskussion über die Ungeheuerlichkeit von Dr. Schulz' Aussage.

Nachdem ich einige Zeit über sein Verhalten nachgedacht habe, komme ich zu dem Ergebnis, daß Dr. Schulz einfach nicht weiter weiß, und anstatt das zuzugeben, sich in gewagte Theorien stürzt. Anscheinend stört es sein Selbstbewußtsein empfindlich, nicht immer und überall erfolgreich zu sein.

Was mich im Zusammenhang mit Dr. Schulz aber noch mehr belastet, ist seine Art, Atteste für meine Belange in Bezug auf die Krankenkasse oder die Rentenversicherung abzufassen.

Zwar äußert er sich in Gesprächen mit mir klar zu seinem Standpunkt, was meine Krankengeschichte angeht. Jedoch ist er nicht dazu bereit, diesen auch entsprechend schriftlich festzuhalten.

Immer wieder bitte ich ihn, seine Meinung und seine Diagnosen klar schriftlich zu fixieren. Immer wieder bin ich enttäuscht über das Ergebnis, welches er mir gegenüber auch noch in den höchsten Tönen lobt. Seiner Auffassung nach kann die jeweilige Stelle aufgrund seiner Äußerungen nur eindeutig zu meinen Gunsten entscheiden. Ich frage mich manches Mal, ob er das, was er da sagt, auch wirklich glaubt.

Die Aussagen jedenfalls, die er zu Papier bringt, sind in jeglicher Hinsicht auslegbar, was die Versicherungen auch auszunutzen wissen.

Außerdem ist er nicht in der Lage, eine genaue Zusammenstellung der von ihm gestellten Diagnosen niederzuschreiben. Er verläßt sich lieber auf das, was Orthopäde oder Augenarzt festgestellt haben.

Habe ich anfänglich geglaubt, bei Dr. Schulz volle Unterstützung zu erhalten, so werde ich bitter enttäuscht. Zwar akzeptiert er nach wie vor das von mir geäußerte Beschwerdebild, steht aber nicht konsequent genug hinter mir als seiner Patientin.

Etwa zum gleichen Zeitpunkt entschließe ich mich, dem Ratschlag des neurologischen Gutachters der Rentenversicherung Folge zu leisten und mich in der Uniklinik gründlich internistisch untersuchen zu lassen, auch mit Bezug auf den Epstein-Barr-Virus und die Borrelieninfektion. Hier hoffe ich, näheres zu erfahren, außer der Tatsache, daß diese in meinem Blut nachweisbar und auch aktiv sind.

Meine Schilderungen hören sich die dortigen Ärzte aufmerksam an, aber das Ergebnis ist eher mager. Sie stellen fest, daß ich in diesem Bereich nicht schwerwiegend erkrankt bin, statt dessen mit Gallensteinen und dadurch bedingten zu hohen Leberwerten zu kämpfen habe. Das haut mich nicht vom Stuhl.

Als ich gefragt werde, ob ich unter Gallenkoliken leide, verneine ich. Trotzdem möchten die dortigen Mediziner am liebsten sofort einen Termin für eine Operation zur Entfernung der Gallenblase ansetzen. Auf die Frage, ob das denn unbedingt sein müsse, da ich doch beschwerdefrei sei, bekomme ich die Antwort, daß ich für einen solchen Eingriff gerade im besten Alter sei.

Dieses Argument kann mich nicht überzeugen. Wenn für eine solche Operation eine medizinische Notwendigkeit bestehen würde, wäre das sicherlich anders. Sollten sich Koliken einstellen, sicherlich auch, aber so ziehe ich eher frustriert von dannen.

Auch eine neue Ärztin, die ebenfalls im naturheilkundlichen Bereich tätig ist, habe ich zwischenzeitlich gefunden. Ich habe mich bewußt für eine Frau entschieden, da ich mir von ihr mehr Einfühlungsvermögen und Verständnis erhoffe.

Als ich bei ihr eintreffe, bin ich zunächst perplex, da ich aufgefordert werde, eine Untersuchung durchführen zu lassen, die von der Krankenkasse nicht bezahlt wird. Auf meine Frage, ob diese denn unbedingt gleich zu Anfang notwendig sei, teilt man mir mit, daß sich Frau Dr. Klasen nur so ein genaues Bild von mir machen könne.

Notgedrungen willige ich ein, am liebsten würde ich die Praxis auf der Stelle wieder verlassen, da mir 250 DM abgeknöpft werden für eine Sache, deren Sinn ich zu diesem Zeitpunkt nicht nachvollziehen kann. Zu einem späteren Termin hätte ich die Einwilligung für diesen Test, nach Rücksprache mit der Ärztin, sicherlich eher gegeben. Daß ich bleibe, geschieht nur in der Hoffnung auf einen Lichtblick.

Zuerst interessiert sich Dr. Klasen auch intensiv für meine Problematik, blättert aufmerksam in den mitgebrachten Unterlagen. Auch sie kommt jedoch nach nur einer halben Stunde auf das Thema „Amalgam" zu sprechen und empfiehlt nicht nur, sondern fordert die Entfernung sämtlicher solcher Plomben.

Da die Krankenkassen ja nur einen Teil der Kosten für andere Füllungen übernehmen, hat sie auch gleich einen Hautarzt bei der Hand, der sicher bei mir eine Amalgam-Allergie finden würde, so daß ein Austausch auf Kosten der Kasse für Dr. Klasen kein Problem darstellt.

Ich erkläre ihr, daß ich durchaus bereit wäre, im Lauf der Zeit die Amalgamplomben durch andere Füllungen zu ersetzen, wenn ein solcher Austausch wegen Karies etc. notwendig wäre. Sie besteht jedoch, genau wie Dr. Schulz, auf einer sofortigen Sanierung.

Bei diesem Gedanken ist und bleibt mir nicht wohl. Schließlich habe ich in einigen Zähnen sehr große Füllungen. Die Zähne könnten dann brechen, jedoch noch jahrelang halten, wenn sie in Ruhe gelassen werden. Für dieses Argument ist Dr. Klasen jedoch nicht zugänglich. Ihrer Meinung nach ist es immer noch besser, einige Zähne zu verlieren und Lücken zu haben bzw. ein Gebiß zu tragen als Amalgamplomben. Abgesehen davon, daß ich mir in meinem Alter solange wie möglich ein Gebiß ersparen möchte, ist es schließlich auch möglich, jederzeit auf einen anderen der hierbei verwendeten Stoffe allergisch zu reagieren.

Auch will sie sich erst nach Sanierung des Gebisses und diesbezüglicher Entgiftung mit den von mir geäußerten Beschwerdebildern beschäftigen. Ihrer Überzeugung nach ist grundsätzlich das Amalgam an allem schuld. Falls aber doch nicht, so hat man, ihrer Ansicht nach, dann immer noch Zeit genug auf die Jagd nach anderen Ursachen zu gehen.

Es ist also durchaus möglich, daß letztendlich das Amalgam doch nicht als Übeltäter entlarvt wird, ich aber einige tausend Mark in eine Zahnsanierung investiert habe. Danach besteht weiterhin die Möglichkeit, daß hinter allem eine ganz andere Ursache steht.

Meine Skepsis der Ärztin gegenüber bezüglich der genannten Untersuchung scheint berechtigt gewesen zu sein. Das beweist mir ihre Einstellung. Da würde ich bei einem Arztwechsel vom Regen in die Traufe kommen.

Außerdem kennt sie mich erst eine halbe Stunde lang und glaubt, des Rätsels Lösung bereits gefunden zu haben, und das nur aufgrund der einen von ihr durchgeführten Untersuchung. Ich kann mir nicht vorstellen, daß es ganz so einfach sein soll, denn dann hätten sicherlich viele andere, auch herkömmliche Mediziner, bereits die Chance ergriffen, eine größere Anzahl von Patienten mit unbestimmten Symptomen zu heilen.

Auch der Hautarzt, der angeblich bei jedem sofort eine Amalgamallergie feststellt, ist mir suspekt. Schließlich wurde ein solcher Test bereits einmal durchgeführt, damals war das Ergebnis negativ. Auch als ich Dr. Klasen das mitteile, schwört sie auf „ihren" Hautarzt. Sind die Testmethoden denn nicht bei allen gleich? Ich kann mir nicht vorstellen, daß es bei einem solch objektiven Test zu so großen Unterschieden bei verschiedenen Hautärzten kommen soll oder kann.

Mir kommt dann eher der Verdacht, daß dieser Arzt Gefälligkeitsgutachten ausstellt. Ob das so stimmt, weiß ich nicht, da ich beschließe, das Thema Arztwechsel aufzugeben und mich auch keinen weiteren Allergietests zu unterziehen.

In dieser Zeit erfahre ich, daß die Schwester einer ehemaligen Klassenkameradin ähnliche Beschwerden hat wie ich. Miriam hat es eigentlich sogar noch schwerer getroffen als mich, da sie nach dem Abitur angefangen hat zu studieren und dadurch weder Anspruch auf Rente, noch auf Arbeitslosengeld oder ähnliche Leistungen hat. So ist sie vollkommen auf die finanziellen Zuwendungen ihrer Eltern angewiesen.

In einem Telefonat mit ihr erhoffe ich mir den Beginn eines regen Erfahrungsaustausches. Sie nennt mir auf Anhieb einen naturheilkundlich orientierten Arzt in unserer Nähe, macht mich aber gleichzeitig auf die enorm langen Wartezeiten dort aufmerksam. Schon allein bei diesem Gedanken verliere ich einen Teil meines Interesses, einen weiteren Mediziner zu testen. Auch als sie mir die dort gültigen Preise schildert, kann ich fast nur noch abwinken. Vor allen Dingen, da dieser Arzt, Dr. Pilz, mit genau den gleichen Methoden wie Dr. Schulz arbeitet.

Als Miriam mir ihre Beschwerden schildert, erkenne ich hierin fast mein Ebenbild. Auch sie kämpft seit Jahren mit Angstanfällen und Phobien. Bei ihr ist ebenfalls Rheuma diagnostiziert worden in Verbindung mit Augen- und Blasenentzündungen. Unter Allergien leidet Miriam gleichermaßen. Epstein-Barr-Virus und Borrelien-Infektion sind auch für sie keine Fremdwörter.

Nicht nur das, auch die Umwelt von Miriam reagiert stark mit Unverständnis auf ihre Erkrankung. Selbst ihrer eigenen Schwester, Carmen, gelingt es nicht immer, Miriam so anzunehmen und zu akzeptieren wie sie ist. Carmen erklärt mir gegenüber offen und ehrlich, daß sie bei Miriam oftmals die Geduld verliert und sich einfach nicht vorstellen kann, wie ein rationell denkender Mensch bei einem Panikanfall zu einem solchen Nervenbündel wird. Allerdings gibt Carmen zu, daß sie solche Schwierigkeiten nie hatte und daher auch nicht kompetent genug ist, die jeweilige Situation zu beurteilen.

Auch Miriam kommt genau wie Dr. Schulz und Dr. Klasen fast sofort auf das Thema Amalgam zu sprechen. Sie erklärt mir, daß sie für mehr als 10.000 DM ihr komplettes Gebiß hat sanieren lassen. Alle Amalgamplomben wurden entfernt und hauptsächlich durch Goldinlays mit einem sehr hohen Goldanteil ersetzt. Gleichzeitig wurde eine Entgiftung ihres Körpers durchgeführt.

Das alles ist schon mehrere Jahre her. Dennoch kann mir Miriam nicht bestätigen, daß sich ihr Zustand hierdurch entscheidend gebessert hat. Im Gegenteil, einige ihrer Beschwerden sind verschwunden, andere neu dazugekommen. Sie steht allerdings auch heute noch voll hinter dieser aufwendigen Maßnahme und versucht, auch mich hiervon zu überzeugen.

Ich muß aber zugestehen, daß ich skeptisch bleibe. Wenn sich wenigstens Miriams Zustand eindeutig verbessert hätte und ein Beweis für die Amalgamtheorie erbracht worden wäre, aber so scheint mir dieser Faktor weiterhin kein maßgeblicher zu sein.

Miriam nimmt viele Vitamine und Mineralstoffe zu sich. Hierzu hat Dr. Schulz mir auch vor einiger Zeit geraten. Eine Zeitlang habe ich diese auch regelmäßig zu mir genommen, mußte jedoch damit aufhören, da ich sie nicht vertragen habe und Ausschlag sowie Darmprobleme davon bekam.

Leider ergibt sich aus diesem einzelnen Telefonat mit Miriam kein andauernder Kontakt.

Vielleicht sollte ich an dieser Stelle einmal klarstellen, ich ziehe nicht grundsätzlich in Zweifel, daß es Menschen gibt, die auf Amalgam hochgradig allergisch reagieren. Sicherlich gibt es auch Leute, die durch das im Amalgam verwendete Quecksilber unter Vergiftungserscheinungen leiden. Bei diesen Leuten sind die Allergie und die Vergiftung aber durch entsprechende Untersuchungen eindeutig festzustellen. Ich lehne es lediglich ab, Amalgam *unter allen Umständen für alles* verantwortlich zu machen.

Sicherlich sollte man bei einem höchst unklaren Krankheitsbild auch an Amalgam denken und entsprechende Untersuchungen durchführen, aber wenn hier die Lösung aller Krankheiten läge, würde ich das als höchst erstaunlich empfinden.

Meines Erachtens nach kann man das sehr gut am Fall von Miriam feststellen. Aus dem Verlangen heraus, endlich gesund zu werden, hat sie sich alle Plomben entfernen lassen, jedoch bis jetzt keinen durchschlagenden Erfolg damit erzielt. Ich denke, daß ein positives Ergebnis dieser Aktion nach so langer Zeit sichtbar sein müßte.

So muß ich alsbald feststellen, daß für einen Arztwechsel wohl doch nicht der richtige Zeitpunkt gekommen ist. Sicherlich könnte ich noch mehr Ärzte „ausprobieren", doch das ist mir zu mühselig.
Also beschließe ich, trotz aller Vorbehalte und Bedenken, zu Dr. Schulz zurückzukehren. Vielleicht hat er sich ja inzwischen beruhigt und es ist möglich, wieder vernünftig mit ihm zu sprechen. Ich beabsichtige, mich mit ihm zu arrangieren. Außerdem hoffe ich weiterhin, daß ich baldmöglichst gesund werde und dann nicht mehr so abhängig bin von Ärzten. Eine Erleichterung würde es auch bringen, wenn mir bald die Rente zuerkannt würde. Das würde mir finanzielle Sicherheit bringen, und das ständige Einbringen von Krankmeldungen und Attesten würde, zumindest für einen gewissen Zeitraum, entfallen.

Von dem Gutachten, daß die Rentenversicherung bei dem Neurologen in Auftrag gegeben hat, ist immer noch nichts zu sehen. Ich frage mehrfach sowohl bei dem Arzt als auch bei der Versicherung nach. Immer wieder erklärt man mir, daß ich Geduld haben müsse und sicherlich in Kürze ein Resultat zu erwarten sei.
Vom Arbeitsamt werde ich mehrfach nach dem ausstehenden Gutachten gefragt. Leider kann ich den Mitarbeitern keine anderslautende Antwort geben. Auch dort kann niemand diese langen Bearbeitungszeiten nachvollziehen, schließlich sind seit der Stellung des Antrags auf Erwerbsunfähigkeitsrente bereits mehr als eineinhalb Jahre vergangen.

Gesundheitlich gesehen bin ich momentan, bis auf die Rückengeschichte, sehr zufrieden. Nach wie vor ist hier nicht das geringste Anzeichen für eine Besserung zu verspüren. Inzwischen habe ich es aufgegeben irgendwelche Ärzte diesbezüglich zu konsultieren, da diese Besuche ja doch nur mit einer Enttäuschung enden.
Von Panik und Phobien spüre ich zur Zeit kaum etwas. Zwar kämpfe ich immer noch gelegentlich mit Unsicherheiten und

bin auch nicht unbegrenzt belastbar, aber es ist mir möglich, mich vollkommen selbständig dahin zu begeben, wohin ich möchte. Ob mir dabei viele oder wenige Menschen begegnen, ist mir völlig gleichgültig. Obwohl ich schon mehrere Phasen durchlaufen habe, in denen ich mich relativ wohl fühlte, ist diese hier mit Abstand die beste.

Ich genieße diese Zeit sehr und hoffe, daß sie von Dauer ist. Es ist ein höchst angenehmes Gefühl, ohne jegliche Hilfe von außen zu leben.

Etwa zu diesem Zeitpunkt, als ich glaube, endgültig besseren Zeiten entgegenzusehen, erkrankt meine Mutter. Eine nervenaufreibende Phase beginnt.

Angefangen hat alles bei ihr mit Taubheitsgefühlen in den Füßen, die langsam nach oben steigen. Erste Arztbesuche bringen kein Ergebnis. Anfänglich glauben die Mediziner, daß es sich hierbei um eine Form von Rheuma handelt. Schlimm wird es, als bei meiner Mutter Schmerzen einsetzen, die mit keinem Medikament in den Griff zu bekommen sind. Einzig und allein verbessern kann sie ihren Zustand leicht, indem sie sich ständig in Bewegung hält. Doch das ist nicht einfach, da die Taubheitsgefühle inzwischen bis zum Knie angestiegen sind. Eine kleine Unebenheit im Bodenbelag genügt, und meine Mutter fällt hin.

Über drei Wochen hinweg fahren Peter und ich meine Mutter von Arzt zu Arzt. Überall erntet sie nur ratloses Schulterzucken. Erst ein Besuch beim Gynäkologen (!!!) bringt uns in die Nähe der Lösung des Problems. Er kennt diese Symptome aus eigener Erfahrung, sie deuten auf eine Virusinfektion hin, die zu vollkommener Lähmung, aber auch zum Tod führen kann, in günstigen Fällen jedoch wieder vollkommen ausheilt. Der Arzt empfiehlt den Besuch bei einem renommierten Neurologen in der nächsten Großstadt. Hier endlich reagiert man sofort und weist meine Mutter unverzüglich in die nahe gelegene Universitätsklinik ein.

Nachdem feststeht, daß es sich tatsächlich um den vermuteten Virus handelt, kann meiner Mutter durch Kortisongaben sehr schnell geholfen werden, so daß sie schon nach 14 Tagen als geheilt entlassen werden kann. Glücklicherweise bleiben keine Folgeschäden zurück.

Unmittelbar nachdem ich diesen Schock halbwegs überwunden habe, meldet sich endlich die Rentenversicherungsanstalt. Leider hat sie nicht die erwarteten frohen Nachrichten für mich und bewilligt mir eine Erwerbsunfähigkeitsrente. Nein, bevor über meinen Antrag endgültig entschieden werden könne, soll ich noch für die Zeit von sechs Wochen in Kur geschickt werden.

Das gefällt mir nun gar nicht. Ein Aufbegehren ist jedoch sinnlos. Falls ich der Aufforderung nicht nachkomme, so informiert mich die Rentenversicherung freundlicherweise, könne mein Antrag auf Rente nicht weiterbehandelt werden.

Vor einigen Jahren wollte ich einmal in Kur fahren, da hat man mir davon abgeraten, da ich in der häuslichen Atmosphäre schneller gesunden würde. Heute will ich nicht, muß aber.

So bleibt mir nichts anderes übrig, als mich in mein Schicksal zu ergeben und meine Einwilligungserklärung zu unterschreiben und abzuschicken. Danach, so informiert man mich, könne ich in circa drei Monaten mit dem Beginn der Maßnahme rechnen.

Zwischenzeitlich habe ich Dr. Schulz wieder einmal aufgesucht. Zu meinem größten Erstaunen verlief die Unterredung höchst friedlich. Keine Rede mehr davon, daß ich mir sämtliche Plomben entfernen lassen sollte, auch keine Rede mehr davon, daß er mich ansonsten nicht mehr weiter behandeln wollte. Nein, im Gegenteil, er erkundigt sich höflich und zuvorkommend danach, wie es mir geht und welche Fortschritte ich gemacht habe.

Er macht sich Notizen bezüglich meiner bevorstehenden Kur und verabschiedet mich in der Hoffnung, mich bald wiederzusehen.

Einerseits bin ich höchst erleichtert, andererseits frage ich mich, was der Aufstand bei meinem letzten Besuch bezwecken sollte.

Anscheinend ist er in der Meinungsbildung wechselhaft, was meine Vorsicht ihm und seinen Äußerungen gegenüber weiterhin bestärkt.

Seit ich weiß, daß ich nicht um einen Kuraufenthalt herum-
komme, möchte ich am liebsten sofort fahren. Die Zeit bis zu
einer erneuten Benachrichtigung erscheint mir unendlich lang.

Mit Peter bekomme ich in dieser Phase zum ersten Mal richtig
Krach. Er möchte vorher unbedingt noch mit mir in Urlaub fahren, ich jedoch habe hierzu keine Lust. Außerdem weiß ich
nicht, wann ich die endgültige Mitteilung bekomme in Kur zu
fahren, und wieviel Zeit mir dann noch bleibt, alles notwendige
zu arrangieren.
Er zeigt hierfür keinerlei Verständnis. Wieviel von dieser Kur
abhängt bezüglich meines Rentenantrags, und daß ich daher
sehr nervös bin, läßt ihn völlig kalt. Er will einfach nicht begreifen, daß es für mich wichtig ist, eine gewisse finanzielle
Unabhängigkeit zu haben.
Sonst reagiert er auf alles, was mich angeht, sehr verständnisvoll, aber jetzt erklärt er mir, daß ich mich nicht so anstellen
soll. Er erwägt sogar, allein in Urlaub zu fahren. Ich kann ihn
zwar davon abhalten, aber um welchen Preis? Noch Wochen
später sagt er mir bei jeder passenden und unpassenden Gelegenheit, daß er nur wegen mir nicht in Urlaub fahren konnte.
Neuerdings, wenn ich über Beschwerden klage, ist er nicht
mehr der mitfühlende Peter, den ich kennengelernt habe.
Nahm er sich früher meiner an und kümmerte sich um mich,
bis es mir besser ging, so spielt er meine Beschwerden heute
herunter und stellt sie als nicht so schlimm dar.
Hilfsbereitschaft ist für ihn zu einem Fremdwort geworden.
Nahm er mir früher einmal den einen oder anderen Gang ab,
half mir, wenn es galt, etwas Schweres zu heben, so erwartet
er, daß ich alles allein erledige. Selbst wenn ich ihn bitte, mir
eine Kleinigkeit zu reparieren, so benötigt es all meine Kraft,
ihn hiervon zu überzeugen.
Andererseits werde ich dadurch in eine Selbständigkeit geführt, die ihm wiederum auch nicht paßt. Nach mehrmaligem
Nachfragen gebe ich auf und erledige alles selbst. Wenn ich
dann gar nicht mehr frage und ihm mitteile, daß ich jetzt alles

selber erledige, fühlt er sich sofort abgeschoben und nicht mehr gebraucht.

Trotzdem soll ich weiterhin alles für ihn erledigen, was er nicht so gut kann. Er telefoniert ungern oder geht nicht gern einkaufen. Das ist für mich unlogisch, entweder man hilft sich gegenseitig oder erledigt alles selber. Er ist sofort beleidigt, wenn ich nicht für ihn da bin, bleibt aber bei seiner Ablehnung etwas für mich zu tun.

Noch hoffe ich auf eine vorübergehende Phase, die sich wieder bessert. Eine Freundschaft, die jetzt über drei Jahre andauert, mag ich auch nicht einfach so aufgeben. Manchmal spiele ich aber schon mit diesem Gedanken.

Wenn das jetzt immer so bleibt - nein, das ist nicht meine Vorstellung von einer intakten Partnerschaft.

Außerdem belastet es mich, daß Peter keinerlei Eigeninitiative entwickelt. Alles muß ich für ihn entscheiden. Gefällt ihm jedoch eine meiner Entscheidungen nicht, so erwähnt er das über lange Zeiten hinweg immer und immer wieder. Das, was jedoch gut verlaufen ist, benötigt seiner Meinung nach keine weitere Erwähnung.

Des weiteren kann er sich nicht einmal für einen kurzen Zeitraum selbst beschäftigen. Behagen ihm meine Vorschläge nicht, so wird er sauer und verfällt für mehrere Tage in Schweigen. Zumeist weiß ich noch nicht einmal genau, was eigentlich los ist. Mit dieser Art habe ich große Probleme. Ich denke, es wäre viel angenehmer über das jeweilige Problem zu reden und zu versuchen, es aus der Welt zu schaffen, doch dazu ist Peter unter keinen Umständen bereit. Gespräche mit ihm enden von seiner Seite her grundsätzlich mit Schuldzuweisungen. Muß aber bei allem sofort ein Schuldiger gefunden werden, oder wäre es nicht einfacher darüber zu diskutieren, wie man es beim nächsten Mal besser machen könnte?

Auch bedrückt es mich mehr und mehr, mit Peter keine richtigen Gespräche führen zu können. Er beschäftigt sich ausschließlich noch mit dem Computer und dem Fernseher. War er anders, als wir uns kennenlernten, oder ist mir das nie aufgefallen? Warum kann er sich nicht mit sich selbst beschäftigen und braucht ständig irgendwelche Anregungen?

Damit umzugehen, bedeutet mir fast noch größere Schwierigkeiten, da ich, vielleicht auch dadurch bedingt, daß ich ein Ein-
zelkind bin, daran gewöhnt bin, auch längere Zeiten mit mir
selbst zu verbringen. Ja, ich genieße solche Phasen sogar, da
ich mich dabei genau dem widmen kann, zu dem ich Lust habe und nicht gezwungen bin, auf jemand anderen Rücksicht
zu nehmen.

Je näher es auf den Kurtermin zugeht, um so mehr denke ich,
daß uns ein gewisser räumlicher Abstand guttut. Peter teilt mir
allerdings mit, daß er beabsichtigt, mich jede Woche zu besuchen.

12. Die Kur - Erfolg oder Mißerfolg?

Zwei Tage bevor ich zur Kur fahre, begebe ich mich noch einmal zu Dr. Schulz, um mir eine von der Rentenversicherung
geforderte Bescheinigung ausfüllen zu lassen.

Plötzlich kommt er auf die Idee, ich solle mich noch einen Tag
vor Abreise bezüglich des Epstein-Barr-Virus in einer Uniklinik
untersuchen lassen. Warum so plötzlich, frage ich ihn, schließlich war Zeit genug. Aber er besteht darauf, daß ich, ohne zu
fragen und über das Warum zu sprechen, seiner ärztlichen
Anordnung folge. Als ich sicherheitshalber in der Klinik anrufe,
um zu fragen, ob ich so kurzfristig überhaupt noch angenommen werde, teilt man mir mit, daß das unmöglich sei, außerdem sähe man sich bezüglich dieses Virus gar nicht als kompetent genug an. Dr. Schulz gab an, genau dort auch angerufen zu haben und eine anderslautende Auskunft erhalten zu
haben. Ich beschließe, so kurzfristig nicht mehr zu fahren, da
mich das nur unnötig unter Streß setzen würde, auch auf die
Gefahr hin einen weiteren Disput mit Dr. Schulz heraufzube-
schwören. Wenn ich zurückkomme, ist meiner Meinung nach,
immer noch Zeit genug, Entsprechendes zu unternehmen.
Schließlich existieren die Befunde bezüglich des Epstein-Barr-
Virus nicht erst seit gestern.

Wie Dr. Schulz so plötzlich auf die Idee kommt, mich in die

Uniklinik zu schicken, ist mir nicht ganz klar. Sowohl letztes Jahr als auch dieses Jahr habe ich mehrfach mit ihm darüber gesprochen, aber er hat mich immer wieder auf später vertröstet. Warum es ihm jetzt wieder eingefallen ist, weiß ich auch nicht, vielleicht meinte er, er müsse wieder einmal aktiv werden.

Generell muß ich ihm hierbei sogar recht geben, aber warum ich das jetzt unter Zeitdruck erledigen soll, begreife ich nicht. Es gibt auch so noch genug für mich zu tun.

Am Anreisetag zum Kuraufenthalt fahren mich Peter und meine Mutter gemeinsam nach Bad Q. Eigentlich wollte ich noch mein eigenes Auto mitnehmen, aber die beiden wollten mich unbedingt hinbringen, und Peter weigerte sich, mit zwei Autos dorthin zu fahren.

Das ist wieder etwas, was ich nicht begreife. Schließlich wäre das ja eigentlich meine Entscheidung und würde mir während der sechs Wochen dort erheblich mehr Flexibilität gestatten. Um weitere Streitereien zu vermeiden, so kurz vor der Abfahrt, gebe ich nach, ärgere mich aber während der ganzen Hinreise darüber, da Peter wieder einmal schnell fährt und auf meine diesbezüglichen Bedenken in keiner Weise eingeht.

Ich bin froh, als wir nach mehrstündiger Fahrt endlich in Bad Q. eintreffen. Die Kurklinik ist nicht zu verfehlen, da es noch eine weitere gibt und beide als riesige Bauten oberhalb der Stadt liegen.

Der Ort allerdings ist sehr klein. Es gibt gerade einmal zwei Lebensmittelläden, ein Getränkedepot, dafür aber jede Menge Gastronomie. Kneipen, Weinstuben und Bistros findet man an jeder Straßenecke vor. Für Besucher besteht auch keine Schwierigkeit, eine Unterkunft zu finden.

„Meine" Kurklinik stellt sich als sechsstöckiges, mehrflügeliges Gebäude heraus, in dem nahezu 500 Menschen untergebracht sind. Bei meiner Ankunft bin ich etwas schockiert ob der Menschenmassen, die überall unterwegs sind. Wir werden allerdings sehr freundlich empfangen. Das Personal entpuppt sich auch im Laufe der Zeit als sehr höflich und zuvorkommend.

Mir wird ein Zimmer im ersten Stock zugewiesen, das mir auf Anhieb gut gefällt. Außerdem bin ich erleichtert, daß es sich grundsätzlich um Einzelzimmer, jeweils mit eigener Dusche und WC, handelt, da die Unterbringung zu mehreren Personen immer die Gefahr birgt, daß man sich nicht gut genug versteht. Außerdem wird hierdurch gewährleistet, daß man sich jederzeit bei Bedarf zurückziehen kann.

Meine Mutter und Peter bleiben nur noch kurze Zeit bei mir, da sie noch einmal die gleiche Strecke zurück am selben Tag bewältigen wollen. Ich verabschiede sie und fühle mich zuerst einmal sehr einsam. Gleichzeitig hoffe ich, daß dieser Zustand nicht allzu lange anhält.

Schon am gleichen Abend lerne ich einige der Leute kennen, die gleichzeitig mit mir angereist sind. Es ist eine bunt gemischte Gruppe von Männern und Frauen jeglichen Alters. Einige sind mir auf Anhieb sehr sympathisch.

Noch am Ankunftstag werden wir durch das ganze Gebäude geführt, so daß uns eine erste Orientierung möglich ist. Anfangs erscheint alles verwirrend, da das Gebäude ausgesprochen weitläufig ist.

Die Klinik ist in mehrere Bereiche unterteilt mit einem eigenen Hallenbad, einer Gymnastikabteilung, einer Badeabteilung und dem Bereich für die Gestaltungs- bzw. Beschäftigungstherapie.

Als angenehm empfinde ich, daß die Kurklinik über eine eigene Ladenpassage verfügt. Es gibt hier einen Kiosk mit den neuesten Zeitungen, einen Friseur sowie Bekleidungsgeschäfte. Auch eine Cafeteria und eine Kegelbahn sind vorhanden.

Beim Abendessen bin ich das erste Mal so richtig entsetzt, da alle die Mahlzeiten in einem riesigen Speisesaal gemeinsam und auch gleichzeitig einnehmen. Das sind Dimensionen, die mich etwas beunruhigen.

Abends, alleine in meinem Zimmer, muß ich feststellen, daß die Bauweise der Klinik erhebliche Mängel mit sich bringt. Das ganze Haus ist so hellhörig, daß man hört, wenn jemand die Dusche oder Toilette benutzt, telefoniert, oder wenn irgendwo der Wecker klingelt.

Glücklicherweise ist jedes Zimmer mit Telefon ausgestattet. Zwar sind die Einheiten relativ teuer, aber das eigene Telefon verhindert manches Mal lange Wartezeiten und ungewollte Zuhörer vor den spärlichen Telefonzellen.

Am nächsten Morgen finden einige Untersuchungen statt. Außerdem wird hier festgelegt, an welchem Programm jeder einzelne teilnehmen soll.

Ich bin etwas enttäuscht, da sich der für mich zuständige Mediziner, Dr. Müller, in keiner Weise für mein Rückenproblem interessiert, mir statt dessen sogar noch Gymnastik verordnet. Obwohl ich ihn darauf hinweise, daß mir diese nicht allzu gut bekommt und Massagen eine viel bessere Wirkung haben, verweigert er mir diese. Auch hier bekomme ich wieder zu hören, daß eine entsprechend durchgeführte Gymnastik einen viel günstigeren Effekt habe. Die Erfahrungen, die ich gemacht habe, werden einfach vom Tisch gewischt.

Erst viel später erfahre ich, daß es zumindest möglich gewesen wäre, eine Einzelgymnastik zu bekommen, die eine größere Aussicht auf Erfolg gehabt hätte. Eine entsprechende Information hierzu bekomme ich erst am Ende der Kur von Mitpatienten.

Überhaupt habe ich den Eindruck, daß Dr. Müller sich für körperliche Beschwerden nicht allzu sehr interessiert. Er hört mich ab, mißt meinen Blutdruck, schaut mir in den Hals, überprüft meine Reflexe und meint anhand dieser Untersuchung festgestellt zu haben, daß ich arbeitsfähig wäre. Vielleicht, nach einem Blick in meine Unterlagen, käme er dann zu einem anderen Ergebnis. Er hört sich zwar alles an, aber irgendwie habe ich den Eindruck, daß er es nicht für allzu wichtig nimmt. Eigentlich müßte er sich alle Aspekte seiner Patienten ansehen und anhören, jedoch erscheint ihm der körperliche wohl nicht wichtig genug.

Außerdem fragt er mich, warum ich mich denn darüber aufregen würde, wenn ich krank wäre, schließlich hätte ich hiermit ja schon jahrelange Erfahrungen, da müßte ich daran doch schließlich gewöhnt sein.

Das verschlägt mir zunächst einmal die Sprache. Wenn ich

mich an eine Krankheit gewöhnt habe, kämpfe ich nicht mehr gegen sie an. Ich denke jedoch, daß es wichtig ist, immer wieder zu versuchen, dagegen anzugehen. Ansonsten würde ich mich nachher in ein leidendes Wesen verwandeln, welches alles erträgt und auch alles mit sich machen läßt.

Anschließend werde ich zu der für mich zuständigen Psychotherapeutin geschickt. Sie hört sich auch alles an, erklärt aber von vornherein, daß sie praktisch nie eine Erwerbsunfähigkeitsrente für gut heißen würden, da ich dafür zu jung wäre. Auch wenn es nur zeitlich begrenzt wäre, hält sie es für sinnvoller, wenn ich trotz aller Beschwerden arbeiten ginge.

Außerdem meint sie, trotz aller Behördenlaufereien und allen Ärgers hätte ich mich jetzt genug ausgeruht. Eine längere Arbeitsunterbrechung, denn die meinige dauert schließlich schon einige Zeit, würde sie nicht für richtig erachten.

Das sagt sie mir gleich am ersten Tag. Schließlich hat sie sich zwar alles erklären lassen, aber noch kann sie mich nicht genau genug kennen, zumindest meiner Meinung nach, um ein solches Urteil abgeben zu können.

Anschließend versucht sie mich davon zu überzeugen, an einer Gruppentherapie teilzunehmen. Sie hält diese Treffen von circa zehn Personen plus Therapeut für sinnvoll. Ich stimme widerstrebend zu, da ich von dieser Art Behandlung nicht viel halte, jedoch auch nicht auf Anhieb alles ablehnen und verurteilen will.

Auch sie will wieder genauestens wissen, woher ich die Panikanfälle hatte, auch ihr kann ich hierauf keine Antwort geben. Auch sie vermutet wieder, daß ich etwas vor ihr verberge. Ich kann das nicht so genau nachvollziehen. Gehen denn alle davon aus, daß man etwas vor ihnen verbergen will? Kann es nicht einfach sein, daß man nicht weiß, wovon man irgend etwas hat?

Immer und immer wieder erklären mir Psychologen und Neurologen, daß sie den Schlüssel für Panikerkrankungen in der Kindheit vermuten. Kann es da nicht einfach sein, daß ich das auslösende Ereignis, wenn es denn eins gibt, ganz einfach vergessen habe, vielleicht auch verdrängt? Warum sollte gerade ich nicht daran interessiert sein, es zu finden, da sich durch diese Erkrankung schließlich *mein* Leben so grundlegend geändert hat und ich gern, zumindest einen Teil, meiner früheren Unbekümmertheit wieder haben möchte. Warum nur gehen alle Therapeuten sofort davon aus, daß ich etwas verschweige und mir nicht helfen lassen will? Vielleicht haben sie wirklich die Erfahrung gemacht, daß das in den meisten Fällen so ist. Auch hier erscheint mir der Schluß dennoch nicht logisch, da ich weiterhin der Meinung bin, daß sie auf jeden Patienten einzeln eingehen und ihn auch einzeln beurteilen müssen.

Grundsätzlich kann ich mich nicht mit dem Gedanken an eine Gruppentherapie anfreunden. Ich kann mir einfach nicht vorstellen, mit diesen, mir völlig fremden Leuten, in einem Raum zu sitzen und irgendwelche sehr persönliche Themen zu diskutieren. Des weiteren kann ich mir kaum vorstellen, hierbei zu irgendwelchen Erkenntnissen zu gelangen, da mir ein geschulter Therapeut vielleicht anhand meiner Äußerungen Tips und Anregungen geben kann, aber wie soll ich als Normalbürger einem Mitpatienten mit Rat und Tat zur Seite stehen und wie soll das im umgekehrten Fall funktionieren?

Die Gruppentherapie besteht aus zwei mal eineinhalb Stunden Gesprächstherapie und einer entsprechenden Gestaltungstherapie. Ich bitte noch darum, in eine andere Gruppe zu kommen, da ich aus dieser einige Leute kennengelernt habe, die mir sympathisch sind, aber dieser Wunsch wird mir verweigert, da die Gruppe angeblich schon komplett belegt sei.

Außerdem kann ich einmal wöchentlich eine Einzeltherapie bei meiner Bezugstherapeutin haben.

Nach dem Mittagessen treffe ich auf mehrere Leute, unter anderem Carola, mit der ich mich sofort gut verstehe. Auch sie äußert ihre Enttäuschung, daß ich die Therapie nicht gemeinsam mit ihr durchführen kann.

Meine Ähnlichkeit mit Carola, sowohl optisch als auch beschwerdemäßig, ist verblüffend. Der einzige gravierende Unterschied ist eigentlich der, daß sie seit Jahren glücklich verheiratet und Mutter ist.

Carola kämpft ebenfalls mit Panikanfällen und Phobien. Sie berichtet mir, daß sie diese massiv seit etwa einem Jahr habe, mit Ängsten jedoch schon seit ihrer Kindheit belastet sei. Im Laufe der Zeit berichtet sie mir, daß ihre Mutter in früheren Jahren häufig krank war und lange Zeit in Krankenhäusern verbringen mußte. Damals glaubte Carola jedesmal, ihre Mutter nie wieder zu sehen, und entwickelte Verlustängste, die von mal zu mal stärker wurden und schließlich, vor einem Jahr, mit dem Ausbruch von Panikattacken ihren Höhepunkt erreichten.

Seither ist auch in ihrem Leben nichts mehr wie früher. Carola, ihr Mann, die Tochter und die ganze Familie hoffen nun, daß die Kur einen entscheidenden Durchbruch bei der Behandlung der Panikerkrankung bringt.

Ein wesentlicher Unterschied zwischen Carola und mir besteht dennoch. Sie versucht, ihre Panik in Hektik und dauernder Betriebsamkeit zu vergessen. Wie damals meine Arbeitskollegin Caroline ist auch sie nicht in der Lage, eine gewisse Zeit mit sich alleine zu verbringen. Ständig ist sie während der Kurmaßnahme im Haus unterwegs, um Abwechslung und Zerstreuung zu suchen.

Kein Abend, an dem sie sich nicht mit einigen anderen auf den Weg ins Dorf macht, um dort in einer Gaststätte einzukehren. Carola gibt zu, daß sie seit Ausbruch der Panik Probleme mit dem Alkohol hat, den sie regelmäßig in manchmal nicht unerheblichen Mengen konsumiert. Auch hier in Bad Q. berichtet sie mir jeden Tag davon, am Abend vorher leicht betrunken gewesen zu sein.

Gleichzeitig wurden ihr von den Ärzten auch noch diverse Medikamente wie Beta-Blocker verschrieben, um die Symptome der Panik zu unterdrücken, die sie zumindest auch zeitweilig regelmäßig nimmt.

In diesem Bereich leben wir in völlig verschiedenen Welten, da ich nach Beendigung der Therapie in der Uniklinik keine Medikamente (außer homöopathischen) mehr zu mir genommen habe und sie auch weiterhin ablehne. Von Alkohol als Tröster halte ich schon gar nichts.

Engen Kontakt bekomme ich außer zu Carola nur zu Simone. Was mit Simone los ist, bleibt mir während der Zeit in Bad Q. mehr oder weniger verschlossen. Anscheinend möchte sie nicht sofort erzählen, mit welchen Schwierigkeiten sie zu kämpfen hat, erwähnt aber im Lauf der Zeit, daß es sich hierbei nicht um ihren ersten Kuraufenthalt in den letzten Jahren handelt. Ich wüßte zwar gerne, mit welchen Problemen sie kämpft, aber ich denke, es ist Simones Recht, nicht sofort alles zu erzählen, was sie angeht.

Mit den anderen Mitpatienten bekomme ich nur spärlich Kontakt. Einerseits, weil immer wieder Wechsel stattfinden, andererseits, weil es Leute gibt, die zwar in Kontakt mit mir treten möchten, aber ich nicht mit ihnen und umgekehrt. Das ist hier nicht anders als überall sonst auch.

Es gibt einige andere, auf die ich bei Gängen durch das Haus treffe, mit denen ich dann einige Worte wechsle, mit denen ich mich auch manches Mal austausche und über die Atmosphäre, die im Haus herrscht, spreche. Es tut mir gut, wenn ich merke, daß es anderen genauso geht wie mir.

Mit den Mitgliedern meiner Therapiegruppe habe ich ziemlich Schwierigkeiten. Dabei gibt es in dieser Gruppe einige, die den Kontakt auch außerhalb der Gruppenstunden herstellen wollen. Zu zweit sind wir hier allein mit der Einstellung, daß man einen solchen nicht auf Biegen und Brechen herbeiführen kann, wo das Klima während der Sitzungen schon mehr als gespannt ist. So sehr, daß sogar die Therapeutin hierauf aufmerksam macht und mit der Gruppe nach Lösungsmöglichkeiten sucht.

Auch hier wird der größte Wert darauf gelegt, daß man seine Probleme darstellt und darüber spricht. Ich weiß auch hier nicht genau, was ich erzählen soll. Die körperlichen Probleme interessieren niemanden, alle suchen nach seelischen Ursachen. Damit kann ich aber nicht dienen. Niemand kann das einfach so akzeptieren. Immer wieder hält man mir meine Verschlossenheit vor. Daß es sich dabei nicht um Verschlossenheit handelt, sondern um ein „Nichtwissen", das kann niemand begreifen.

Dabei gibt es in der Gruppe mehrere, die nicht bereit sind, über sich zu sprechen. Bei ihnen wird das jedoch ohne weiteres akzeptiert. Schließlich geben sie zu, seelische Schwierigkeiten zu haben, wollen jedoch nicht darüber reden. Das ist etwas, was sowohl die leitende Psychotherapeutin als auch die anderen aus der Gruppe so annehmen. Warum können sie mich nicht annehmen wie ich bin?

In der Gruppe von zehn Leuten geht es einer einzigen noch genauso wie mir. Auch ihr ist nicht genau klar, was eigentlich von ihr verlangt wird. Auch sie leidet unter körperlichen Beschwerden. Man hat sie in Kur geschickt, da diese schon länger andauern und die Ärzte jetzt davon ausgehen, daß sie psychisch sein müssen. Wären sie körperlich, hätten sie nach Meinung der Mediziner schon längst wieder verschwunden sein müssen.

Kann es nicht sein, daß körperliche Beschwerden auch länger anhalten können, als durchschnittlich angenommen wird? Muß die Psyche bei allem und jedem sofort ins Spiel gebracht werden?

Ich finde jedenfalls, es kann nicht angehen, daß während der Therapie fast jeder auf fast jedem herumhackt. Ausgenommen sind hierbei eigentlich nur die Mitglieder einer Clique, die sich inzwischen gebildet hat und ständig gemeinsam auf Achse ist. Daß diese Leute untereinander zusammen halten, ist natürlich klar.

So fällt es mir fast noch schwerer als erwartet, viermal wöchentlich diese Treffen aufzusuchen. Andere Gruppen berichten von der entspannten Atmosphäre, die bei ihnen herrscht, wieviel trotz der bestehenden und manchmal gravierenden Probleme bei ihnen gelacht wird. Bei uns ist das nicht möglich. Jeder lauert nur darauf, den schwachen Punkt des anderen zu erwischen. Abgesehen davon, daß ich das normalerweise schon höchst unfair finde, meine ich, daß es hier überhaupt nichts zu suchen hat.

Auch findet man hier erwachsene Menschen zwischen 30 und 56 Jahren, die nicht in der Lage sind, den anderen so zu akzeptieren wie er ist. Immer wieder versuchen in der Hauptsache sowohl zwei männliche als auch zwei weibliche Teilnehmer die anderen auf ihre Fehler hinzuweisen und statt dessen ihre eigene Lebensweise als höchstes Ziel darzustellen.

Höchst verwunderlich, daß, wenn sie selber so perfekt und ohne jeglichen Makel sind, ein Kuraufenthalt überhaupt noch vonnöten ist.

Es sind aber auch immer genau die Leute, die, wenn sie einmal von sich erzählen, berichten, daß sie schwerwiegende Probleme in der Kindheit hatten, von den Eltern als Mädchen bzw. Junge nicht anerkannt und geschlagen wurden. Es sind auch die Leute, die während der Sitzungen eine besondere Aufmerksamkeit verlangen, die nach allem, was sie berichten auf die Reaktionen der anderen warten und diese auch erwarten. Erfüllt die Gruppe ihre Rolle nicht, so ist das für sie ein weiterer Ansatz zu Kritik.

Auch die Therapeutin schafft es nicht, die Wogen zu glätten. Kaum einmal, daß sie sich zu Wort meldet, meist hört man nur am Anfang und am Ende der Zeit von ihr. Die restliche Zeit sitzt sie da und beobachtet, wie jeder auf jeden losgeht.

Zusammen mit einer weiteren Frau versuche ich mich möglichst aus allem herauszuhalten, da ich auch nicht gewillt bin, noch eine weitere Angriffsfläche für die anderen zu bilden. Gerade das reizt aber die anderen immer wieder dazu, erst recht auf uns loszugehen.

Viel lieber wäre es mir nun doch gewesen, wenn meine Bezugstherapeutin recht gehabt hätte und eine solche Gruppentherapie zu einem vollen Erfolg geworden wäre. So bereue ich, nicht bei meiner Ablehnung geblieben zu sein.

Außer den Gruppen, die sich besonders gut verstehen, scheint es doch eine Menge zu geben, die nicht miteinander harmonisieren. Nach und nach höre ich von immer mehr Leuten, die über diesbezügliche Probleme berichten. Viele sind der Meinung, daß das ausschließlich Sache der leitenden Psychologin ist, die von Anfang an die Starken etwas drosseln muß und den Schwachen helfen sollte zu ihrem Recht zu kommen und sie davor zu bewahren, in die Schußlinie zu geraten.

Wir sind uns einig, daß hier wohl auch Sympathie und Antipathie der jeweiligen Therapeuten gegenüber ihren Schützlingen eine große Rolle spielen. Schade drum, eigentlich wäre gerade hier ein neutrales Verhalten in so verantwortungsvoller Position gefragt.

Mehr als die Gesprächstherapie macht mir noch die Gestaltungstherapie zu schaffen. Hier malen wir Bilder oder arbeiten mit Ton. Aus allem und jedem, was man herstellt, sollen die anderen sich ein Bild über den anderen machen.

Hat jedes Teil, was man herstellt, jede Farbe, die man benutzt, wirklich einen Hintergrund? Ich denke, daß hier oftmals Interpretationen herhalten müssen, die weder Hand noch Fuß haben.

Wenn ich einen Regenbogen in bunten Farben male und in die offene Mitte meinen Namen schreibe, ziehe ich mich dann in eine Höhle zurück? Für mich zeigt das Bild wirklich nichts anderes als den erwähnten Regenbogen und wohin, ohne unleserlich zu wirken, hätte ich meinen Namen wohl sonst schreiben sollen?

Auch wird verlangt, daß man ein Bild anfängt zu malen, welches denn von den anderen vervollständigt wird. Für das, was die da hereinmalen, bin ich wohl nicht verantwortlich, aber angeblich spiegelt es mein „dunkles Ich" wieder.

Auch hier wieder erhofft sich die Therapeutin aus meinen Werken die Ursache meiner Beschwerden herausfinden zu können. Sie scheitert, ist aber dennoch davon überzeugt, daß ich in schwerwiegenden Schwierigkeiten stecke.

Manchmal komme ich mir während der Gestaltungstherapie vor wie in einem Kindergarten. Man sollte aber bedenken, daß hier erwachsene Menschen sind.

Beispielsweise sollten wir einmal mit mehreren Leuten gemeinschaftlich ein Bild malen. Der eine malte einen Tannenbaum, der zweite daneben einige bunte Kugeln. Bei der Besprechung anschließend fühlte der mit dem Tannenbaum sich von dem mit den Kugeln bedroht. Er hatte die Kugeln als Bomben identifiziert und meinte, der andere könne doch nicht einfach Bomben neben seinen Christbaum malen. Ich war von den Socken, erst mal waren die Kugeln eindeutig zu identifizieren und ich frage mich auch, ob man sich dann direkt bedroht fühlen muß.

Die Psychotherapiestunden und Stunden der Gestaltungstherapie fallen mehrfach aus, so daß wir kein volles Programm haben.

In der zweiten Hälfte der Maßnahme bekommen alle Patienten meiner Bezugstherapeutin Besuch vom Chefarzt. Er schlägt mir bei einer Visite allen Ernstes vor, ich solle meinen Freund einfach heiraten, dann bräuchte ich keine Rente mehr und wäre finanziell versorgt. So hätte ich dann genügend Zeit, wieder gesund zu werden und wäre nicht auf die Zahlungen irgendwelcher Ämter angewiesen.

Daß ich mit Peter gerade eine Krise durchmache, wage ich schon gar nicht mehr zu erwähnen. Auch als man mich fragt, ob ich von seinen ständigen Besuchen angetan bin, sage ich ja. Wenn ich zugestehe, hiermit Probleme zu haben, glauben bestimmt alle, endlich die Lösung gefunden zu haben. Das wäre völlig absurd, schließlich lernte ich Peter erst kennen, als ich die Panikattacken bereits hatte. Ob das aber so einfach akzeptiert würde, bezweifele ich stark und hülle mich lieber in Schweigen.

Interessant ist hingegen das, was Carola mir im Lauf der Zeit über eine Mitpatientin namens Petra zu berichten weiß, ohne hingegen von meinen Schwierigkeiten mit Peter zu wissen. Petra ist verheiratet und wegen starker Depressionen in Bad Q. Auch sie bekommt ständig Besuch von ihrem Ehemann. Auch er verlangt, daß seine Frau sich um nichts anderes als um ihn kümmert.

Irgendwie kommt mir das bekannt vor, doch noch bin ich nicht so weit, es richtig in mich aufzunehmen.

Was mir während der Kur auch ständige Probleme bereitet, und nicht nur mir, sind die dort stattfindenden Renovierungsarbeiten. Ständig wird irgendwo gehämmert und geklopft, das beginnt bereits frühmorgens und geht bis in den Nachmittag hinein. Teilweise wird sogar nachts gearbeitet.

Es ist auch sehr störend, jeden Morgen vor sieben Uhr schon vom Geräusch zuknallender Türen geweckt zu werden. Kurz danach fangen die Putzfrauen an mit dem Staubsaugen. Abends hört man dann bis 22.30 Uhr, wenn die Leute in die

Klinik zurückkehren.

Jeden Dienstag gibt es Abschiedsparties im ganzen Haus. Nachdem mehrere nachgefragt haben, ob denn so früh schon so ein Lärm herrschen müßte, wird uns mitgeteilt, wir wären schließlich nicht auf Urlaub da und sollten uns nicht so anstellen.

Viel Zeit verbringe ich mit lesen und Fernsehen. In der Bibliothek bin ich schon fast ein gern gesehener Gast.

Im Laufe der Zeit schlagen mir die Psychologen dort auch vor, ich solle an einer Umschulung teilnehmen. Daran bin ich nicht unbedingt interessiert. Ich denke durch meinen kaufmännischen Beruf habe ich eine wirklich vielseitige Richtung gewählt, die vielerorts einsetzbar ist, so daß mir das richtige Erlernen eines neuen Berufs nicht unbedingt sinnvoll erscheint.

Außerdem wüßte ich auch nicht genau, in welche Richtung ich mich orientieren sollte. Es gibt zwar ein paar Sachen, die mich interessieren würden, aber die sind schon kurz nach dem Abitur bei mir ausgeschieden, da sie mit einem Studium verbunden waren.

In der letzten Woche der Kur schlägt man mir eine sogenannte Arbeitstherapie vor. Mir wäre es aber weiterhin viel lieber, wenn man mir eine Rente zumindest auf Zeit gewähren würde, danach, wenn ich mich gesundheitlich erholt habe, bin ich davon überzeugt, wieder freiwillig arbeiten zu gehen und auch den Einstieg in die Arbeitswelt wieder zu schaffen. Die behandelnden Therapeuten sind nicht begeistert, als ich mich weigere, eine solche Therapie noch während der Kur zu beantragen. Ich möchte jedoch zuerst einmal die weitere Entwicklung des Rentenantrags abwarten, um danach weiter zu entscheiden, was wird.

Was ich hingegen als angenehm empfinde, ist, daß niemand sich dafür interessiert, was man in seiner Freizeit macht und wo man sich aufhält. Zwar wird schon mal gefragt, aber richtig interessieren tut es niemanden. Hat man zuwenig Kontakt zu anderen, ist es nicht richtig, hat man zuviel, auch nicht. Die Balance zu finden, ist ein echt schwieriges Problem.

Morgens sehr früh gibt es schon eine so genannte Atemgymnastik. Dadurch soll man Ruhe und Entspannung bekommen, indem der Atem durch den ganzen Körper fließt.

Die Psychologin fragt mich auch im Laufe meines Aufenthaltes dort, wie ich mir die Sache mit dem ersten Psychologen mit Arbeiten gehen etc. habe gefallen lassen können. Das ist eine gute Frage, aber damals wußte ich es anders. Es ginge im Normalfall gar nicht, daß von einem Menschen, der gesundheitliche Probleme hat, verlangt wird, daß er nur noch halbe Tage arbeitet etc., schon allein aus finanziellen Gründen. Aber woher hätte ich das alles ahnen sollen.

Mir wird eine Verlängerung der Kur angeboten, die ich jedoch nicht wahrnehmen möchte. Es gibt sicherlich viele, die auf einen Kurtermin warten und auch dringender hieran interessiert sind als ich. Außerdem wollen nahezu alle, die mit mir zusammen angereist sind, auch wieder pünktlich abreisen, und dann wäre ich mit zwei oder drei anderen ohne jegliche Behandlung dann noch eine oder sogar drei Wochen länger da.

Am Ende des Kuraufenthaltes bekomme ich Durchfall. Die Therapeuten interpretieren das diesbezüglich, daß ich nicht scheiden könnte. Ich, ehrlich gesagt, glaube eher, daß ich mir den Magen verdorben habe. Schließlich bin ich froh nach Hause zurückzukehren und wüßte nicht, warum mir die Trennung von hier so viele Probleme bereiten sollte.

Zum Abschluß teilen mir die Psychologen mit, daß sie weiterhin keine Rente für mich bei der Versicherungsanstalt befürworten könnten. Dennoch, so sage ich ihnen, beabsichtige ich, weiterhin um diese zu kämpfen.

13. Und wieder warten - oder des Rätsels Lösung

Erleichterung macht sich in mir breit, als ich endlich meine vertraute Umgebung wiedersehe. Auch mein Nachholbedürfnis an Schlaf ist enorm, so daß ich einige Tage benötige, bis ich mich wieder richtig eingelebt habe.

Die Ausgangsposition ist eigentlich die gleiche wie vorher,

schon wieder warte ich darauf, daß endlich ein Gutachten geschrieben wird in der Hoffnung, daß mein Antrag auf die Erwerbsunfähigkeitsrente jetzt endlich endgültig und hoffentlich zu meinen Gunsten entschieden wird.

Gleich nach der Kur melde ich mich bei Dr. Schulz zurück, auch um den von ihm geforderten Besuch in der Uniklinik noch einmal zu besprechen. Höchst erstaunt bin ich, als ich diesmal von ihm dafür angepöbelt werde, weil ich es gewagt habe, ihn die letzten sechs Wochen nicht zu konsultieren. Meine „Entschuldigung", daß ich in der Kur war und hierzu gar keine Gelegenheit hatte, läßt er nicht gelten. Auch die Sache mit der Uniklinik kann ich nicht in Ruhe mit ihm besprechen. Er teilt mir mit, daß ich auf einer Untersuchung dort hätte bestehen sollen, egal, ob die Uni über eine entsprechende Kompetenz auf dem Gebiet des Epstein-Barr-Virus verfügt oder nicht. Das will mir nicht einleuchten. Sicherlich gibt es an einer anderen Stelle jemanden, der mehr Ahnung hiervon hat. Doch Dr. Schulz läßt wieder einmal nicht mit sich reden und ist höchst empört über mein in seinen Augen ungebührliches Verhalten.

Etwa zwei Monate nach der Kur stelle ich eines Tages fest, daß ich bereits seit einiger Zeit nicht mehr unter Rückenschmerzen leide. Komisch, fast hatte ich mich daran gewöhnt, jetzt sind sie plötzlich verschwunden. Ich nehme mir vor, beim nächsten Arztbesuch um eine Kontrolle per Röntgenbild zu bitten.
Dafür bekomme ich plötzlich wieder ungeahnte Probleme mit meiner Panik. Fast hatte ich geglaubt, sie jetzt endgültig im Griff zu haben, schon taucht sie wieder auf. Zusätzlich zu den bekannten Beschwerden wie Herzrasen, Schweißausbrüchen und Schwindelanfällen, habe ich jetzt auch noch Herzstolpern. Hierbei ist mir jedesmal, als ob ich einen dumpfen Schlag gegen den Brustkorb bekäme, im gleichen Moment glaube ich, sofort umzufallen und zu sterben. Eine Sekunde später ist es vorbei - bis zum nächsten Mal. Dieses Herzstolpern tritt höchst unregelmäßig auf, gelegentlich an einem Tag zehn- oder auch fünfzehnmal, manchmal gar nicht oder nur einmal.

Mir ist unverständlich, warum die Panik jetzt wieder auftritt. Kaum glaube ich, sie endlich besiegt zu haben und ein neues Leben beginnen zu können, kehrt sie zurück, wie um mich an etwas zu erinnern, aber an was? Die ganze Angelegenheit wird mir höchst unheimlich, es handelt sich hierbei ja auch um Beschwerden, die ich noch nie hatte. Da sowieso noch ein Besuch in einer Uniklinik aussteht, beabsichtige ich hier, auch um Abklärung dieser neuerlichen Beschwerden zu bitten.

Dafür wähle ich jedoch eine andere als die von Dr. Schulz empfohlene, da es hier eine spezielle Ambulanz für Immunologie gibt und ich hoffe, hier auf einen Arzt mit entsprechendem Fachwissen zu treffen. Als ich dort anrufe, bekomme ich erst einen Termin einen Monat später.

Mit Peter bekomme ich wieder einmal Ärger. Sein Auto ist kaputt, und eine Reparatur würde sich im Verhältnis zu dessen Wert nicht mehr lohnen. Obwohl ich mich nicht wohl fühle und wieder über zunehmende Beschwerden klage, nervt mich Peter so lange, bis ich mich bereit erkläre, mit ihm Ausschau nach einem neuen Gefährt zu halten.

Meinen Einwand, daß es sich um ein neues Auto für ihn handeln würde und es daher seine Entscheidung wäre, welches Fahrzeug er sich zulegen würde, läßt er nicht gelten. Wieder bekommt er mich mit seiner Methode, daß er das allein nicht kann, nicht schafft und es auch nicht gern macht, herum, und ich bin der Meinung, ihn unbedingt unterstützen zu müssen.

Es dauert denn auch geraume Zeit, bis sich Peter endlich auf einen bestimmten Typ festgelegt hat. Auch hier bin ich es wieder, die die Verhandlungen führen und zum Schluß auch das alte Fahrzeug verkaufen muß. Wieder einmal mehr treibt mich dieses unselbständige Verhalten auf die Palme. Hier wäre für ihn wieder einmal ein Grund gewesen etwas zu arrangieren und so auch zu lernen, aber er weigert sich strikt und jammert mir solange etwas vor, bis ich mich endlich, gegen meinen Willen, dazu bereit erkläre, alles für ihn zu erledigen.

Wenn ich bei ihm daraufhin auch Verständnis für meine Panik erwartet habe, habe ich mich geirrt. Ich bin ehrlich entsetzt, daß sie nach so langer beschwerdefreier Phase wieder aufgetreten ist und versuche auch das Warum und Weshalb zu klären.

Peter aber beharrt darauf, daß ich mich nicht so anstellen solle, und auch die neuen Probleme mit dem Herzstolpern tut er als unerheblich mit einem Schulterzucken ab. Daß ich darunter leide, will er einfach nicht wahrhaben.

Rücksichtslos fordert er statt dessen, daß ich voll und ganz auf ihn eingehe. Auch hier frage ich mich wieder einmal, wo das Geben und Nehmen in einer Partnerschaft ist.

Zum Termin in der Uniklinik begleitet Peter mich zwar, aber er fragt alle fünf Minuten nach, ob wir endlich wieder fahren können, da er kein Interesse hat, auf mich zu warten. Dadurch setzt er mich natürlich unter Druck.

Der Arzt hingegen, dem ich zugewiesen werde, Prof. Schneider, ist sehr nett und verständnisvoll. Er läßt sich meine Schwierigkeiten detailliert schildern, um dann weitere Untersuchungen veranlassen zu können.

Dazu gehört auch eine genaue Abklärung der neuerlich aufgetretenen Herzbeschwerden und mein Problem mit dem Rücken. Des weiteren will er schauen, was es mit dem Virus auf sich hat.

Von ihm fühle ich mich auf Anhieb gut angenommen, da er meine Beschwerden nicht einfach abtut, sondern bereit ist, sich damit auseinanderzusetzen, um dann, wie er betont, mit mir zusammen eine Lösung zu finden.

Irgendwie habe ich bei ihm nie das Gefühl, daß er über mir schwebt, sondern daß er einfach normal geblieben ist und ich mich gut mit ihm unterhalten kann.

Nach Abschluß der ganzen Untersuchungen, die eine Weile in Anspruch nehmen, steht also fest, daß die Entzündung in meinem Rücken, die mir immer als unheilbar geschildert wurde und sich ständig verschlechtern sollte, spurlos verschwunden ist. Prof. Schneider kommt zu dem Ergebnis, daß es sich wahrscheinlich tatsächlich um eine Form von Rheuma gehandelt hat, die teilweise von selber wieder ausheilen würde. Er gratuliert mir dazu, daß die Prognosen seiner Kollegen nicht eingetroffen sind, ist aber dennoch verwundert, daß sie eine solch schwerwiegende Diagnose trafen.

Das Herzstolpern stellt sich als eine andere Variante meiner Panik heraus. Ich erfahre, daß bei jedem Menschen leichte Unregelmäßigkeiten beim Herzschlag vorkommen können, die man normalerweise nicht spürt, die aber vollkommen normal sind, weil, wie man mir sagt, daß Herz schließlich keine Maschine sei.

Außerdem fallen auch hier die erhöhten Leberwerte und die Gallensteine auf. Die erhöhten Leberwerte sind aber nicht auf die Galle zurückzuführen, sondern auf eine Enzymstörung der Leber, die relativ selten, aber harmlos ist.

Zur Zeit leide ich laut Prof. Schneider nicht an dem Epstein-Barr-Virus und sonstigen größeren Problemen mit dem Immunsystem. Dieses ist bei mir zwar nicht vollkommen in Ordnung, aber auch nicht gravierend gestört.

Parallel hierzu empfiehlt mir Prof. Schneider noch den Besuch bei einem anerkannten Rheumatologen in B.. Dieser, Prof. Fischer, erklärt mir nach einem Besuch, daß ich, wie er aufgrund der Röntgenaufnahmen schließt, eindeutig unter einer Form von Arthritis gelitten habe, die nur in den großen Gelenken auftritt. Das würde auch der Zusammenhang zeigen mit dem Rheuma, mit dem ich früher schon einmal meine Schwierigkeiten hatte. Er sieht hierbei auch den Zusammenhang mit den Augen und den Blasengeschichten. Auch er zeigt größtes Erstaunen und teilt mir mit, daß es schon eine Menge Möglichkeiten gäbe, eine genaue Diagnose zu stellen, und wundert sich, daß seine Kollegen genau das nicht getan, sondern mich mit immer neuen Horrorgeschichten geschockt haben.

Prof. Fischer teilt mir allerdings mit, daß diese Form von Rheuma zumeist durch Chlamydien ausgelöst werden würde und auch häufig wiederkommen könnte.

Meine Erleichterung ist sehr groß, als sich herausstellt, daß die Entzündung in meinem Rücken tatsächlich ausgeheilt ist. Es ist eine Wohltat zu erfahren, daß sich all die düsteren Prognosen der letzten Jahre nicht bewahrheitet haben. Unverständlich bleibt für mich dennoch, daß keiner der konsultierten Ärzte in der Lage war, diese Diagnose schon früher zu stellen und sich alle statt dessen in wilden Spekulationen ergangen haben. Mir fällt es leichter mit einer Erkrankung zu leben, die eventuell noch einmal auftreten kann, bei der aber die Möglichkeit besteht, daß sie wieder selbsttätig abheilt, als mit einer, die als unheilbar gilt und sich immer weiter verschlimmert.

Kurz danach kommt mir plötzlich auch die Idee, was der Auslöser für meine Panik sein könnte. Der Aufhänger ist ein Zeitungsartikel, den mein Onkel mir zum Thema Angst mitbringt. Hier wird darüber berichtet, daß viele Leute Angstzustände aufgrund eines Unfalls bekommen, der unter Umständen schon sehr lange zurückliegen kann.

Plötzlich fällt es mir wie Schuppen von den Augen, daß ich tatsächlich mit 13 oder 14 Jahren einen Unfall gehabt habe. Zwar war mir diese Tatsache durchaus auch früher schon bewußt, ich ahnte jedoch nicht, daß hierbei ein Zusammenhang bestehen könnte. Immer und immer wieder haben die mich behandelnden Psychologen und Neurologen geforscht und gefragt, doch die einfache Frage nach einem Unfall hat mir nie jemand gestellt. Dabei denke ich, es muß ihnen doch bekannt sein, daß auch hier die Ursache für eine Panikerkrankung liegen kann.

Nach dem Unfall habe ich mich tatsächlich verändert und wurde ängstlicher. Aber das hatte keine gravierenden Auswirkungen auf mein Leben. Es ging nur um Kleinigkeiten. Ich konnte während einer Klassenfahrt nicht so rasant Ski laufen wie andere. Es war mir auch nicht mehr möglich, Abhänge mit dem Fahrrad herunterzufahren. Im Schwimmbad konnte ich nicht mehr aus größeren Höhen ins Wasser springen.

An den Unfall kann ich mich noch gut erinnern, und wenn man ihn kennt, bekommt vieles im Zusammenhang mit der Panik einen völlig neuen Sinn.

Es hatte geschneit, und ich befand mich mit meiner Freundin Felicitas mit dem Fahrrad auf dem Weg von der Schule nach Hause. Wegen des Schnees, der im Rinnstein lag, fuhren wir beide relativ weit auf der Straße. Von hinten kam ein Auto mit ziemlich hoher Geschwindigkeit angefahren, dessen Fahrer scherte, nachdem er uns überholt hatte, zu früh wieder ein und schnitt mich. Ich fuhr daraufhin hinten auf sein Auto auf und fiel hin. Mir passierte nichts – außer einem Schrecken. Mein Fahrrad war auch heil geblieben. Der Autofahrer jedoch schoß aus seinem Auto und behauptete, ich wäre ihm auf das Auto draufgefahren und hätte dabei eine riesige Beule in seinem Wagen verursacht.

Felicitas hatte alles genau gesehen, und wir erklärten beide, daß ich an dem Unfall unschuldig wäre, er mich hingegen geschnitten hätte. Da wurde der Mann sehr unverschämt, drohte mit der Polizei, wenn ich nicht alles zugeben würde. Ich teilte ihm daraufhin mit, er solle ruhig die Polizei anrufen, was er auch tat. Dabei versuchte er mich noch einzuschüchtern, indem er sich vor mir aufbaute und mit den Fäusten drohte. Er machte einen wahnsinnigen Aufstand und meinte, ich solle es nur ja nicht wagen abzuhauen. Dazu sah ich auch keinerlei Veranlassung. Schließlich war ich unschuldig.

Bei der Polizei versuchte er noch weiter, mich unter Druck zu setzen, daß ich meine Schuld eingestehen sollte. Ich sah hierzu auch weiterhin keine Veranlassung. Den Polizisten erzählte er seine Variante, und ich erzählte meine, unterstützt von meiner Freundin, die schließlich meine Zeugin war.

Meinem Eindruck nach glaubten die Polizisten eher dem Mann als uns beiden. Jedenfalls nahmen sie ein Protokoll auf, trauten meinen Angaben zur Person aber wohl nicht. Es war mir jedoch damals schon schleierhaft, wieso sie mir mißtrauten, da ich keinesfalls die Phantasie hatte und auch nie auf die Idee gekommen wäre, falsche Personalien anzugeben.

Um meine Angaben zu überprüfen, da ich keinen Ausweis bei mir hatte, fuhren die Polizisten in ihrem Wagen die ganze Strecke zu mir nach Hause hinter mir her. Bei mir angekommen, mußten sie natürlich feststellen, daß ich ihnen die Wahrheit gesagt hatte.

Meine Mutter fiel aus allen Wolken, als ich mit der Polizei auftauchte. Es wurde erzählt was los war, ich bestand auf meiner Version, unterstützt von Felicitas.

Meine Mutter erklärte daraufhin den Polizisten, daß sie keinerlei Veranlassung hätte, meiner Aussage nicht zu glauben, und so zogen diese auch bald wieder ab. Außerdem erschien es völlig unglaubwürdig, daß mir und meinem Fahrrad rein gar nichts passiert war und das Auto, angeblich durch meine Schuld, eine so große Beule haben sollte.

Als meine Mutter tags darauf zur Versicherung ging, wurde sie aufgeklärt, daß die Versicherung beabsichtigte, den Schaden zu übernehmen, egal, ob ich nun schuld wäre oder nicht. Außerdem wäre mein Unfallgegner dafür bekannt, daß er solche Unfälle provozieren und dann versuchen würde, dem Unfallgegner die Schuld in die Schuhe zu schieben. Meine Mutter solle sich keine Sorgen machen, sie würden das schon alles regeln.

Toll fand ich das nicht, weil ich der Meinung war, der Mann sei schuld und müsse das auch zugeben und für die Kosten selber aufkommen.

Nach so langer Zeit läßt sich nicht mehr mit absoluter Sicherheit sagen, ob hier wirklich die Ursache allen Übels liegt, aber ich denke schon, daß die Art meiner Panik und auch die Situationen, in denen ich sie besonders oft bekomme, den Schluß hierauf zuläßt.

Jetzt ist es eigentlich auch logisch, warum ich genau zu dem Zeitpunkt in der Firma die Panik bekam. Auch da hatte ich einen Chef, der seine Mitarbeiter ständig unter Druck setzte. Arbeitete man gut, so verlangte er noch bessere Leistungen. Auch da fehlte mir wieder die Gerechtigkeit, der Lohn für meine Leistungen.

Zwar hatte ich in der Zeit mit der Panik schon oft bemerkt, daß ich nicht unter Druck geraten durfte, mir dabei aber nie etwas gedacht. Jetzt erscheint es mir nachvollziehbar. Wenn ich es in Zukunft schaffen könnte, mich nicht unter Druck zu setzen bzw. setzen zu lassen, dann dürfte ich eine größere Chance haben, mit oder sogar besser noch ohne Panikanfälle leben zu können.

Auch bei Peter ist das eigentlich die ganze Zeit nicht anders. Immer wieder versucht er mich von etwas zu überzeugen, setzt mich unter Druck, will sich immer wieder durchsetzen. Wenn ich dagegen etwas von ihm möchte, blockt er ab. Es wäre sicher einfacher, wenn er bereit wäre, auch für mich da zu sein, aber so bin immer ich diejenige, die gibt. Er nimmt nur.

Ich frage mich wirklich, ob es sinnvoll ist die Beziehung mit Peter noch aufrecht zu erhalten, oder ob es für mich nicht weitaus besser wäre, Schluß zu machen und einen neuen Anfang zu wagen.

Sofort setze ich diesen Entschluß nicht in die Tat um und spreche noch nicht einmal mit jemandem darüber. Zuerst einmal möchte ich nachvollziehen, ob die Erkenntnis, die ich da gewonnen habe, die richtige ist.

Peter bleibt seiner Linie jedenfalls treu. Er hat weiterhin keinerlei Verständnis für mich, fordert, gibt aber nichts. Immer mehr belasten mich sein Verhalten, seine Unselbständigkeit, aber auch seine Passivität. Obwohl ich dieses Thema jetzt schon so oft angesprochen hat, geht er nicht darauf ein und macht auch keinen Versuch, mir einen kleinen Schritt entgegen zu kommen.

Außer der Erkenntnis, was eventuell Auslöser meiner Panik gewesen sein kann, gibt es durchaus noch weitere positive Nachrichten. Fast fünf Monate nach Beendigung der Kur erhalte ich einen Brief von der Rentenversicherung. Diesmal betrachte ich ihn eher mit Skepsis, weil ich erwarte, daß sich der Antrag weiterhin verzögert. Zu meinem großen Erstaunen jedoch enthält der braune Umschlag eine gute Nachricht. Die Rentenversicherungsanstalt genehmigt meinen Antrag auf Erwerbsunfähigkeitsrente, zwar lediglich befristet bis zum Ende dieses Jahres, aber das soll mir Gelegenheit geben, mich weiterhin zu stabilisieren, und ich beabsichtige auch, diese Chance zu nutzen.

Peter fragt nicht einmal nach, ob es etwas Neues gibt. Auch an dem Tag, als der Brief von der Versicherung kommt, warte ich vergeblich darauf, daß er Interesse an irgendeinem meiner Belange zeigt.

Als ich mich kurz danach mit einer starken Grippe und hohem Fieber ins Bett lege, kennt Peter kein Mitgefühl. Statt dessen brüstet er sich damit, daß es ihn nicht erwischt hat, und teilt mir mit, ich sei halt von schwacher Gesundheit im Gegensatz zu ihm. Er weigert sich, mir Lebensmittel einzukaufen. Ich fühle mich so schwach auf den Beinen, daß ich mein Bett am liebsten gar nicht verlassen würde, aber mir bleibt nichts anderes übrig.

Nur wenige Tage später platzt mir der Kragen. Ich möchte irgend etwas mit Peter besprechen, aber er sitzt vor dem Fernseher und hört mir wieder nicht zu. Er sitzt einfach da, während ich rede, und starrt in das Gerät. Da teile ich ihm mit, daß ich Schluß mache und setze ihn vor die Tür.

Er nimmt das ganze nicht ernst und meint nur, wenn ich mich abgeregt habe, solle ich ihm einfach Bescheid sagen.

Diesmal wird sich Peter wundern, da ich beabsichtige, endgültig einen Schlußpunkt zu setzen und mich von ihm zu trennen. Vielleicht, so hoffe ich, ist es mir dann möglich, noch einmal einen Anlauf gegen die Panik zu nehmen.

14. Das letzte Kapitel

Nachdem ich Peter vor die Tür gesetzt habe, schwanke ich anfänglich schon ein bißchen, ob es richtig war. Je mehr ich mir aber die höchst unerfreulichen Szenen der letzten Monate vor Augen halte, desto eher beglückwünscht mich mein Innerstes zu diesem Schritt.

Am gleichen Abend noch gehe ich zum Kiosk, um eine Fernsehzeitung zu kaufen. Dort entdecke ich durch Zufall die Notiz, daß in Z. Festspiele stattfinden mit Theaterstücken, die mich sehr interessieren. Also kaufe ich auch diese Zeitung und beschließe noch im Lauf des Abends, im Sommer dorthin zu reisen.

Dabei gehen mir viele Gedanken durch den Kopf. Schließlich kämpfe ich zur Zeit noch ziemlich mit meiner Panik, und da wird es schwierig, mehrere hundert Kilometer zu fahren und mich dort auch längere Zeit aufzuhalten. Außerdem würde es mich erleichtern, wenn jemand, den ich gut kenne und mit dem ich mich auch verstehe, die Reise zusammen mit mir antreten würde.

Im Lauf der Zeit frage ich drei Bekannte, ob sie mit mir verreisen würden, unter anderem auch Simone, die ich während der Kur kennenlernte. Die beiden anderen lehnen ab, weil sie sich nicht für Theater interessieren. Simone würde schon gern, kann aber nicht aus zeitlichen Gründen.

Schließlich lande ich mit meinen Überlegungen bei meinem Bekannten Ralf, den ich schon sehr lange kenne. Ich frage ihn einfach, und er sagt zu meinem großen Erstaunen sofort zu. Ihm passen sowohl der Termin als auch der Urlaubsort an sich. Auch die Aussicht aufs Theater schreckt ihn nicht ab.

Darüber freue ich mich sehr. Die Organisation der Unterkunft ist kein Problem. Es gelingt mir auf Anhieb, eine Ferienwohnung in zentraler Lage zu mieten.

Ich freue mich sehr auf das Unternehmen, das allerdings erst in zwei Monaten startet, und hoffe, die Panik soweit in den Griff zu bekommen, daß sie mir und Ralf die Urlaubsfreude nicht vermiest.

Seit dem Tag der Trennung von Peter geht es stetig aufwärts mit mir. Anfänglich bin ich darüber erstaunt und frage mich, ob ich mich denn von ihm dermaßen eingeengt gefühlt habe, daß ich keinen anderen Ausweg mehr fand, als mich von Zeit zu Zeit in Angstzustände zu flüchten.

In den ersten Wochen ist es manchmal ein etwas merkwürdiges Gefühl, wieder solo zu sein, aber ich gewöhne mich schnell daran und vor allen Dingen daran, absolut frei zu sein in meinen Entscheidungen und meinen Unternehmungen.

Zur Zeit jedenfalls fühle ich mich wie befreit. Ich genieße es, viele Stunden allein zu verbringen und mich dem zu widmen, woran ich Interesse habe, ohne auf jemanden Rücksicht nehmen zu müssen. Es gefällt mir, eigenverantwortlich zu handeln und nicht noch für jemand anderen sämtliche Entscheidungen tragen zu müssen.

Peter läßt anfänglich nicht locker. Nachdem er nach wenigen Tagen begriffen hat, daß die Trennung für mich bitterer Ernst ist, erscheint er immer und immer wieder, um mich davon zu überzeugen, das ganze noch einmal zu überdenken.

Ich teile ihm jedoch mit, daß ich meinen Entschluß nicht rückgängig zu machen beabsichtige. Daraufhin verlegt er sich aufs Betteln und darauf, daß er sich bestimmt ändern würde. Daran mag ich jedoch nicht glauben, da ich so oft versucht habe mit ihm über das jeweilige Problem zu sprechen und er einfach nicht bereit war, mir irgendwie entgegenzukommen, sich in den meisten Fällen sogar weigerte, überhaupt mit mir zu diskutieren und es vorzog, sich schweigend in den Schmollwinkel zurückzuziehen.

Selbst abends, wenn ich noch ein bißchen spazieren gehe, taucht er plötzlich aus dem Dunkel auf und erschreckt mich fast zu Tode. Immer wieder versucht er sein Glück, manchmal ist es mir richtig unangenehm, und oft empfinde ich regelrechtes Mitleid mit ihm, da er immer noch nicht zu begreifen scheint, worum es eigentlich geht.

In dieser Zeit arbeite ich auch an diesem Buch. Bereits vor zwei Jahren habe ich die ersten Seiten zu Papier gebracht, jedoch nie weitergeschrieben. Mir fehlte ein Ansprechpartner, der das ganze einmal las und mit mir besprach.

Jetzt nehme ich mir vor, es Ralf im Urlaub zu zeigen.

Zur Zeit habe ich eine Phase des totalen Umbruchs. Was anderen vielleicht komisch erscheint, ist für mich wichtig, zum Beispiel die Anschaffung eines anderen Gebrauchtwagens. Mein altes Auto, das mir immerhin über drei Jahre treue Dienste geleistet hat, kann ich nicht mehr sehen. Durch Zufall kann ich günstig ein anderes erwerben und meines verkaufen. Das ist wie ein kleiner Neuanfang für mich.

Auch der Haarschnitt wird erneuert, kürzer als kurz muß her. Vielleicht weil Peter immer wollte, daß ich mir die Haare lang wachsen lasse und ich manches Mal, zumindest ansatzweise, geneigt war, seinem Wunsch nachzukommen.

Meine Panik verschwindet währenddessen mehr und mehr. Nicht etwa, daß ich beschwerdefrei werde, nein, aber es zeigen sich deutliche Verbesserungen, die mir das Leben erleichtern.

Ich nehme mir auch vor, noch einmal eine Psychotherapie zu beginnen. Jetzt, da ich annehme zu wissen, woher ich die Panikanfälle habe, kann vielleicht ein ganz anderer Psychotherapeut doch noch einmal weiterhelfen.

Ich beabsichtige, einmal einen Versuch in Richtung Hypnose zu machen. Dabei sollen bei Panik ganz gute Fortschritte zu erreichen sein.

Nach etwas Suchen finde ich in D. gleich zwei Therapeuten, die damit arbeiten. Mein Besuch beim ersten endet frustrierend. Ich muß mich einfach, ohne jegliche Einleitung, auf die Couch legen und er fängt gleich an. Ich habe keine Vorstellung von dem, was los ist. Auch das Geld verlangt er bar auf die Hand, bei 160 DM pro Sitzung kein Pappenstiel. Er meint, ich könne, wenn ich öfter käme, versuchen, das Geld von der Kasse wiederzubekommen, aber die würden nicht alles übernehmen.

Das ist eine merkwürdige Angelegenheit. Ein Gespräch, um mich näher kennenzulernen, vielleicht mehr auf meine Bedürfnisse einzugehen, findet nicht statt. Statt dessen meint der Therapeut am Ende der Sitzung, daß er das Gefühl hat, ich wäre schon fast geheilt. Wenn nicht, könnte ich ja noch einmal wiederkommen. Das irritiert mich. Danach erfahre ich, daß er sich auch mit Geistheilen beschäftigt. Noch heute schickt er mir in regelmäßigen Abständen Einladungen zu solchen Seminaren, obwohl ich mich nie darüber mit ihm unterhalten oder Interesse hierfür gezeigt habe.

Der zweite Therapeut, den ich kurz danach aufsuche, ist mir sympathischer. Er erklärt mir auch gleich zu Beginn, wie die Kostenübernahmefrage durch die Krankenkasse zu regeln ist. Auch gesteht er mir zu, eine oder mehrere Probesitzungen zu nehmen, damit ich feststellen kann, ob ich mit seiner Art und Weise der Behandlung und mit ihm selbst umgehen kann.

Bei ihm gibt es auch nicht nur Hypnose pur, sondern Gespräche zwischendurch, was ich sehr begrüße. Er rät mir von Anfang an dazu, ein offeneres Leben mit mehr Interessen zu führen, so daß die Panik dadurch nicht immer wieder in den Vordergrund gelangen könnte. Zuerst kann ich damit noch nicht allzuviel anfangen.

Aber auch er kann mir nicht bei der Frage helfen, ob der Unfall damals der Auslöser für die Panik war oder nicht. Zwar habe ich mich im Lauf der Jahre schon gewandelt und gehe viel mehr auf mich selber ein, aber immer noch muß ich an mir arbeiten.

Etwa zu diesem Zeitpunkt beginnt eine andere höchst unerfreuliche Geschichte. Von meiner Rechtsanwältin bekomme ich die Mitteilung, daß das eine der Verfahren gegen die Krankenkasse vor Gericht geht. Da es das einzige ist, das mich nicht so besonders interessiert, beschließe ich, dort nicht selber hinzufahren.

Kurz danach muß ich dann jedoch zu meinem großen Erstaunen von ihr erfahren, daß nicht nur ein, sondern gleich drei Verfahren vor Gericht waren. Als ich mein Erstaunen hierüber bekunde, nicht informiert worden zu sein, windet sie sich heraus. Keine Erklärung, keine Entschuldigung von ihrer Seite, sie tut einfach so, als ob ich ihre Handlungsweise zu billigen hätte und ihr Vorgehen keiner Erklärung bedürfte.

Nachher bekomme ich auch nur zwei der drei Gerichtsurteile von ihr zugesandt. Immer und immer wieder rufe ich dort an und bekomme die Auskunft, daß die Rechtsanwältin nicht zu sprechen sei. Auch ein Brief, den ich ihr schicke mit der Bitte, sich endlich zu äußern, ignoriert sie. Gleichzeitig bitte ich um Überprüfung der Urteile wegen einer möglichen Revision. Auch hierauf erhalte ich keine Antwort von ihr. Es ist mir nicht möglich, zu ihr vorzudringen. Vielleicht kann sie es einfach auch nicht verschmerzen, daß ich es wage, mich gegen ihre Vorgehensweise aufzulehnen, aber ich bin nicht bereit, alles sofort dranzugeben, wofür ich lange Zeit gekämpft habe, nur weil sie anderer Meinung ist als ich.

Kurz bevor ich endgültig in den Urlaub aufbreche, schreibe ich ihr einen zweiten Brief, in dem ich sie unmißverständlich auffordere, jetzt endgültig zu allem Stellung zu nehmen, wofür ich ihr auch eine Frist bis kurz nach meinem Urlaub setze. Außerdem möchte ich wissen, wie sie sich unsere weitere Zusammenarbeit für die Zukunft vorstellt.

Innerlich ist mir allerdings schon bewußt, daß ich hier nicht weiterkommen werde und wohl einen anderen Anwalt zu Rate ziehen muß, obwohl ich das als höchst unangenehm in einem laufenden Gerichtsverfahren empfinde.

Woraus ich das schließe? Aus dem ganzen Verhalten der Anwältin in der letzten Zeit. Wenn ich mit ihr sprach, hatte ich nicht den Eindruck, als ob sie sich besonders für mich einsetzen würde. Kopien von irgendwelchen Unterlagen, die ich von ihr erbeten hatte, erhielt ich nie, trotz mehrmaligem Nachfragen.

Als extrem klientenunfreundlich empfand ich auch die Wartezeiten. Nachdem ich angeblich den ersten Termin am Nachmittag hatte, mußte ich dennoch damit rechnen, erst nach einer Stunde vorgelassen zu werden. Immer war schon jemand vor mir da, der wohl, aus welchen Gründen auch immer, einen noch früheren Termin bekommen hatte.

Hier handelte es sich eher um äußere Umstände, denen ich bei einer konsequenten Vertretung meiner Angelegenheiten sicherlich nicht eine allzu große Bedeutung zugemessen hätte. Das Verhalten jedoch, das sie jetzt an den Tag legt, ist indes in jeder Hinsicht inakzeptabel und indiskutabel.

Endlich ist der Termin des Urlaubs gekommen. Ich freue mich sehr darauf, obwohl ich mich immer noch unsicher in manchen Bereichen fühle, aber da ich unbedingt dorthin will und auch Interesse an dem habe, was mir dort geboten wird, zögere ich nicht, meine Sachen zusammenzupacken und mich mit Ralf auf die Reise zu machen.

Ich bin hocherfreut, als wir unser Urlaubsziel endlich erreichen. Obwohl ich von der Reise etwas mitgenommen bin, kann ich es kaum erwarten, eine erste kleine Besichtigung vorzunehmen.

Dazu kommt es abends. Zuerst essen wir im Ort eine Pizza. Anfänglich bin ich sehr nervös und kämpfe die ganze Zeit über mit meiner Panik. Auch das Herzstolpern tritt mehr als einmal auf, so daß ich glaube, jeden Moment umzukippen und an Ort und Stelle zu sterben. Genau das möchte ich nun wirklich vermeiden, da ich mir meinen Aufenthalt in Z. schließlich mit Absicht ausgesucht habe und wir gerade erst angekommen sind. Immer wieder schaue ich mich nach allen Seiten um und hoffe, daß meine Nervosität von niemandem bemerkt wird. Außerdem irritieren mich wieder alle Leute um mich herum, das Licht, die Bewegung.

Als ich mich nach dem Essen endlich in die Abgeschiedenheit unserer Unterkunft flüchten kann, ist die Panik plötzlich weg. Jetzt macht es mir sogar Spaß, eine Weile zu bummeln und alles etwas genauer zu besichtigen. Ich bin erstaunt, weil ich wohl von dem Phänomen gehört habe, daß die Panik verschwindet, wenn man nur lange genug in einer Situation ausgeharrt hat. Mir selber war es noch nie so ergangen.

In den folgenden Tagen wiederholt sich diese Szene oftmals. Da es sich um ein gemütliches Örtchen handelt, bummeln Ralf und ich gern durch die Gegend. Manches Mal kämpfe ich auch hier wieder mit der Panik und dann ist sie nach geraumer Zeit einfach weg. Ralf berichtet mir, er bemerke das genau daran, daß ich plötzlich den Schritt beschleunige und beschwingter gehe.

Anfangs lege ich bei unseren Spaziergängen öfter eine Pause ein. Ich freue mich, daß es hier sehr viele Parkbänke gibt.

Im Laufe der Zeit merke ich jedoch, daß ich eine bessere Kondition bekomme.

Es sind alles Kleinigkeiten, aber sie zusammen machen mir Hoffnung.

Dann fangen die Theaterfestspiele an. Es gibt ein Stück, in das ich unbedingt gehen möchte, Ralf aber nicht. Ich ringe eigentlich nur kurz mit mir, ob ich es alleine wagen soll, und beschließe dann, genau das zu tun.

Das ist mir seit Jahren nicht mehr passiert, daß ich mich mutterseelenallein unter über 1.600 andere Menschen wage. Zugute kommt mir hierbei, daß es sich um eine Freilichtaufführung handelt, es wird also innerhalb von einer Stunde dunkel, so daß ich die Leute um mich herum nicht mehr so stark wahrnehmen werde. Nur die Bühne ist dann noch beleuchtet, das bereitet mir keine Probleme, sondern die Menschen um mich herum, die sich bewegen ...

Kurz vor Beginn der Aufführung hätte ich am liebsten gekniffen, aber ich ringe mich durch zu gehen und stelle mir vor, wie schön es werden wird. Anfänglich bin ich sehr nervös und habe schon in Ruhe einen hohen Puls. Als ich das Theater betrete, muß ich feststellen, daß ich zusätzlich etwa dreißig Stufen hochsteigen und dann auch einige wieder heruntergehen muß. Dadurch steigt der Puls natürlich noch weiter an. Ich bin erleichtert, als ich meinen Platz erreiche und rede mir gut zu, mich wieder zu beruhigen.

Als das Theaterstück beginnt, bin ich immer noch sehr nervös, doch im Laufe der ersten Stunde gelingt es mir, deutlich ruhiger zu werden und das Geschehen auf der Bühne zu verfolgen. Immer wieder rede ich auf mich selber ein, um mich zu beruhigen. Zu meinem großen Erstaunen gelingt mir das weitaus besser, als ich je geglaubt hätte. Außerdem fesselt mich das Stück so sehr, daß ich die Panik für die Zeit meines Aufenthalts im Theater zwar nicht vergessen, aber so zur Seite schieben kann, daß mein volles Interesse der Bühne gilt. Als alles nach drei Stunden beendet ist, bin ich die Ruhe in Person und kann sogar noch eine Weile allein, ruhig und gelassen spazieren gehen.

Nach wenigen Tagen wiederholt sich das ganze. Wiederum bin ich anfänglich höchst nervös und entspanne mich im Lauf der Zeit immer mehr. Wenn ich das Stadium der Nervosität hinter mir gelassen habe, habe ich endlich Muße, alles zu genießen und freue mich auch, wieder einen Sieg gegen die Panik errungen zu haben.

Einige Zeit später wage ich es, allein Spaziergänge durch die Gegend, in den Park oder sogar in den Ort zu machen. Dinge, die noch vor kurzem weit weg zu sein schienen. Auf einmal klappt es. Zwar kommt es noch vor, daß die Panik sich zurückmeldet, aber es gelingt mir, sie wieder in den Griff zu bekommen.

Eine höchst erstaunliche Wandlung, die in dieser Zeit mit mir vor sich geht. Ich kann nicht behaupten, daß ich mich jetzt plötzlich wieder so wohl fühle wie in der Zeit, bevor die Panik zu einem Begriff für mich wurde, aber ich spüre eine deutliche Änderung zum besseren. Auch ist diese Besserung deutlich anders als die „guten" Phasen, die ich bisher hatte. Hier vollbringe ich Dinge, die ich mir gar nicht mehr zugetraut habe, und bin stolz auf mich.

Außerdem habe ich den Mut bekommen, mich auf Dinge einzulassen, die ich vor noch nicht allzu langer Zeit gar nicht in Angriff genommen hätte. Zwar bin ich noch etwas skeptisch und behaupte nicht, daß jetzt wieder alles so wird wie früher, aber ich spüre, daß es eine deutlichere Wende zum Positiven noch nicht gegeben hat.

Als wir nach etwas mehr als zwei Wochen nach Hause fahren, bin ich traurig, weil diese wunderschöne Zeit vorüber ist. Endlich hatte ich dieses Aha-Erlebnis, auf das ich nun schon so lange Jahre gewartet habe, und das von den Psychologen, die mich damals behandelt haben, immer geleugnet wurde. Genau so habe ich es mir dennoch die ganze Zeit über vorgestellt, und jetzt, da ich schon fast nicht mehr damit gerechnet habe, ist es endlich eingetroffen.

An einem meiner letzten Urlaubstage überlege ich, ob ich nicht zusammen mit Simone noch einmal wiederkommen soll. Ich möchte einfach das, was ich da erlebt habe, festigen und noch einmal dieses richtige Gefühl von Freiheit auskosten. Ich hänge an diesem Ort, der mir dieses wundervolle Erlebnis beschert hat und kann mich so schnell einfach noch nicht davon trennen.

Es ist eine Freiheit, die ich lange Jahre entbehren mußte. Ich weiß gar nicht, warum ich hier so lange darüber nachdenke, eigentlich ist es mir schon klar, daß ich noch einmal wiederkommen möchte.

Als ich Simone frage, ob sie diesen Ausflug mit mir zusammen wagt, sagt sie praktisch sofort ja. Für mich ist bei einer zweiten Reise noch einmal eine Steigerung eingebaut, da ich jetzt die ganze Strecke selbst mit dem Auto zurücklegen muß, und so eine lange Strecke bin ich schon seit Jahren nicht mehr gefahren, aber ich will es einfach riskieren auch auf die Gefahr hin, die Fahrt nur etappenweise und relativ langsam über die Bühne zu bringen.

Während meines ersten Aufenthaltes habe ich es noch nicht gewagt, Ralf die Aufzeichnungen über meine Krankheitsgeschichte zu zeigen. Ich traue mich nicht richtig, da ich schlecht abschätzen kann, wie er darauf reagiert. Zwar weiß er, mit welchen Schwierigkeiten ich seit Jahren kämpfe und hat schließlich auch die deutlichen Fortschritte während unserer gemeinsamen Zeit in Z. erlebt, aber immer noch ist da dieses Gefühl, daß meine Mitmenschen kein Verständnis dafür aufbringen werden, wenn ich meine Geschichte zu Papier bringe.

Wenn ich jetzt mit Simone noch einmal fahre, will ich es auf jeden Fall wagen, ihr mein Werk zu zeigen, da sie ja selbst mit Problemen zu kämpfen hat. Ich erhoffe mir, daß sie dem ganzen Projekt dadurch anders und vor allen Dingen offener gegenüber steht.

Am Tag der Reise kommt Simone bis zu mir nach Hause, um die Fahrt von hier aus mit mir zusammen anzutreten. Das beruhigt mich ein bißchen. Beim Start bin ich sehr nervös, aber es verfliegt alles, während wir fahren. Zwar brauchen wir relativ lange, aber wir kommen gut am Ziel an.

Ich fühle mich dort gleich wieder wohl und unternehme eine ganze Menge. Zwar sehe ich während meines zweiten Aufenthaltes dort nur noch eine Vorstellung, aber auch die reicht, um die Phase des Überwindens der Panik zu stabilisieren.

Ich bin erstaunt wieviel Freude es mir bereitet, draußen und unter Leuten zu sein. Das ist ja eigentlich das, was ich die ganze Zeit über wieder wollte.

Früher schon machte es mir Spaß, einfach mal dazusitzen und die Leute, die vorbeieilen, zu beobachten. Es bereitet mir Freude wieder einfach zu bummeln, ohne unter dem Druck der Panik oder der Phobien zu stehen.

Zwar ist die Panik auch jetzt nicht vollkommen verschwunden, aber ich kann erheblich besser damit umgehen und sie auch einmal eine Zeitlang ganz vergessen.

Auch macht es Spaß, selber ein Auto zur Verfügung zu haben und damit genau das unternehmen zu können, was ich möchte.

Der zweite Aufenthalt stabilisiert mich tatsächlich weiterhin. Ich werde immer freier und wage immer mehr, unter Leute zu gehen. So gut habe ich mich tatsächlich seit über fünfeinhalb Jahren nicht mehr gefühlt, auch nicht in den Phasen, in denen ich früher panikfrei gewesen bin.

Wieder zu Hause, ist es für mich sehr angenehm, einfach das zu tun, was ich möchte. Ich brauche nur noch selten jemanden zu bitten, mit mir irgendwohin zu gehen oder zu fahren.

Ein weiteres, für mich wichtiges Ereignis: Ich suche mir eine Arbeitsstelle auf 590-DM-Basis. Nachdem ich in Z. war, fühle ich mich fit genug, um einige Stunden am Tag zu arbeiten und unter Leute zu kommen. Selbstverständlich ist auch der finanzielle Aspekt nicht zu verachten.
Es ist erstaunlich leicht, eine solche Stelle zu finden. Niemand interessiert sich dafür, ob ich eine Rente bekomme und warum. Ich habe sogar die Auswahl zwischen verschiedenen Stellen.
Ich entscheide mich für eine in einem Hotel, die mich etwas im Hintergrund hält.
Auf der Arbeit fühle ich mich sehr wohl. Mit dem Chef und seiner Frau komme ich sehr gut aus. Vor allen Dingen kann ich dort selbständig agieren. Niemand ist da, der mich kontrolliert und mir auf die Finger schaut.
Überraschend, wie leicht es mir plötzlich fällt, nach so langer Zeit einer geregelten, wenn auch nur stundenweisen Tätigkeit nachzugehen. Das war ein Punkt, den mir früher kein Psychologe glauben wollte. Alle waren der Meinung, sie müßten mich quasi dazu zwingen, eine Arbeit anzunehmen. Ich jedoch habe immer erklärt, daß ich mir eine solche freiwillig zulegen würde, wenn eine entsprechende Besserung meiner Beschwerden eingetreten wäre.
Ich merke, daß mir mein Gefühl schon vor einigen Jahren den rechten Weg gewiesen hat, aber wie sollte ich damals gegen die Macht der Ärzte ankommen?
Es macht mir auch Spaß, wieder arbeiten zu gehen, freiwillig und ohne Druck. Ich komme unter Menschen und sehe und höre vieles.

Nachdem ich Simone nun endlich den Anfang meiner Geschichte zu lesen gegeben habe und sie davon angetan ist,
wage ich es, sie auch an Ralf weiterzugeben. Beide versichern
mir, daß sie das, was ich niedergeschrieben habe, mit Interesse gelesen haben und sich immer freuen, wenn ich ein neues
Kapitel fertiggestellt habe.

Das zerstreut meine anfänglichen Zweifel weitestgehend, und
es macht mir Spaß, immer mehr von dem zu Papier zu bringen, was ich in den vergangenen Jahren erlebt habe.

Nachwort

Die Phase des Hochgefühls hält weiterhin an. Meine Selbständigkeit konnte ich weiter ausbauen, was mir gleichzeitig wieder
mehr Selbstvertrauen gegeben hat.

Ich bin nicht absolut beschwerdefrei. Es gibt Tage, an denen
die Panik wieder versucht, Macht über mich zu gewinnen. Bisher habe ich es jedoch immer wieder geschafft, meine Schwierigkeiten in den Griff zu bekommen. Darauf bin ich sehr stolz.

Meine Panik sehe ich inzwischen eher als eine Freundin an
(ein Begriff, der von meinem Psychologen geprägt wurde), die
mich von Zeit zu Zeit darauf hinweist, wenn ich in die falsche
Richtung zu gehen drohe.

Jedoch merke ich im Laufe der Zeit, daß ich sicherer werde.
Was mich früher leicht aus dem Konzept bringen konnte, belastet mich heute in erheblich geringerem Maße. Jedoch ist es
ein ständiger Kampf mit meinem Inneren.

Inzwischen habe ich auch mein früheres „Wohlfühlgewicht"
wieder erreicht und kann es auch mühelos halten.

Meine Kondition hat sich deutlich gebessert, und ich reagiere
heute auf vieles, auch auf körperliche Beschwerden, erheblich
gelassener als noch vor einigen Monaten.

Dazu beigetragen hat sicherlich die Arbeit, die ich im Sommer
angetreten habe und auch immer noch ausübe. Sicherheitshalber habe ich dennoch die Verlängerung meiner Erwerbsunfähigkeitsrente beantragt, da ich bis jetzt noch nicht abzu-
schätzen wage, ob sich mein Zustand so hält. Jedoch ist es
leichter, die Rente dann eventuell zurückzuweisen, als plötzlich vor dem Nichts zu stehen.

Der Ärger mit meiner Rechtsanwältin ist eskaliert. Nachdem
sie überhaupt nicht auf mich reagierte, habe ich einen anderen
Anwalt beauftragt, der zuerst einmal herausfinden mußte, was
sie mir alles nicht zugestellt hatte. Inzwischen prüfe ich, inwiefern ich sie für die von ihr zu verantwortenden Verzögerungen
haftbar machen kann. Die größte Unverschämtheit hat sie sich
damit geleistet zu behaupten, daß ich es wäre, die sich um

nichts gekümmert hätte. Glücklicherweise ist aber aus den Akten ersichtlich, daß genau das nicht der Fall sein kann.

Welchen Effekt mein Aufenthalt in Z. haben würde, habe ich nicht geahnt. Ich habe nur die Chance, die sich mir geboten hat, ergriffen und es nicht bereut.
Ralf und Simone bin ich dankbar, die mit mir nach Z. gefahren sind, ohne zu wissen, wie sich ein Aufenthalt dort auf mich auswirken würde.
Vergessen möchte ich alle anderen nicht, die die ganzen Jahre über für mich dagewesen und manches Mal sicherlich ob meiner Probleme nahezu verzweifelt sind. Hierbei denke ich vor allem an meine Mutter, die all dies hautnah miterlebt hat und mit Erleichterung auf jeden meiner Fortschritte reagierte.
Auch mein Psychologe verdient ein dickes Lob. Schließlich haben mich die Stunden bei ihm gelehrt, daß es sich durchaus lohnt nach einem würdigen Vertreter seines Standes Ausschau zu halten. Er hat, im Gegensatz zu seinen Vorgängern, kein einziges Mal versucht, mir seine Meinung aufzudrängen. Immer wieder hat er mich unterstützt und bestärkt, meinen Weg zu gehen, und versucht, mir eine Richtung hierfür aufzuzeigen.

Heute lebe ich viel bewußter. Es ist mir wichtiger, einen großen Teil meines Lebens mit Dingen zu verbringen, die mich erfüllen und die für mich persönlich wichtig sind, als dem Geld und vielleicht einer beruflicher Karriere hinterherzutrauen.
Heute weigere ich mich, mir zuviel von außen aufdiktieren zu lassen. Ich denke, daß es sehr wichtig ist, ein Gespür für sich selbst zu entwickeln und oft in sich hineinzuhorchen, um zu überprüfen, was das Innere von einem verlangt.
Auch heute noch bin ich nicht unbegrenzt belastbar. Ich lege regelmäßig ein paar Ruhetage ein, wobei ich mir kein schlechtes Gewissen mache, wenn ich faulenze. Ich tue dann einfach das, wozu ich Lust habe. Das hilft mir, mit dem Alltag und seinen Anforderungen wieder besser klar zu kommen.

Nachtrag zur Neuauflage im Jahr 2002:

„Panik – Chance für einen Neubeginn?" erscheint jetzt in einer völlig neuen Auflage.

Nach dem Erscheinen des Buches erhielt ich per Post und via Internet mehr als 100 Zuschriften von anderen Betroffenen. Diese Briefe und Emails, genau so wie die Resonanz auf meine Websites im Internet, haben den Ausschlag dafür gegeben, das Buch noch einmal neu aufzulegen.

Ich habe mich dabei bewußt dafür entschieden, den Inhalt fast wortgetreu in der bisherigen Fassung zu belassen. Sicherlich habe ich auch nachher noch eine Menge erlebt und es gäbe vieles zu berichten. Aber das Buch ist so, wie es ist, gut angekommen. Wer weiß, vielleicht werde ich eines Tages noch einmal eine Fortsetzung schreiben?

Auch jetzt möchte ich wieder allen Lesern das Angebot machen mit mir in Verbindung zu treten. Wenn Sie also Kontakt mit mir aufnehmen möchten oder Interesse am Austausch mit anderen Betroffenen haben, können Sie dies über meine Homepages tun.

http://www.astrid-krueger-panik.de
(oder *http://home.t-online.de/home/astrid-krueger/*)

sowie
http://www.astrid-krueger-medizin.de
(oder *http://home.t-online.de/home/astrid-krueger-linkliste/*)

Juni 2001

Astrid Krüger